$T d_{1}^{8}$

12.

OBSERVATIONS
SUR LA CONSTITUTION
DES
SIX PREMIERS MOIS DE L'AN V,
À MONTPELLIER,

ET SUR LES PRINCIPALES MALADIES QUI ONT RÉGNÉ, PENDANT CE SÉMESTRE, DANS CETTE COMMUNE ET AUX ENVIRONS,

Communiquées aux Elèves de la Clinique,

Par le Citoyen HENRI FOUQUET,

Professeur de Clinique interne près l'Ecole de santé de Montpellier, ci-devant Professeur de l'Université de Médecine, ancien Médecin de l'Hôpital militaire et de la Citadelle, Membre de l'Académie de Padouë, de la Société libre des Sciences et belles Lettres de Montpellier, Correspondant de la Société de Médecine de Paris.

Populariter grassantium quoque morborum impetum, ac temporum anni conditionem, accuratè observare opportet. (HIPPOCR. Præsag. lib. iij.)

A MONTPELLIER,
De l'Imprimerie de FONTENAY-PICOT, Imprimeur des Administrations, rue des ci-devant Capucins, N.º 200, au VI.

Medicus inglorius, suâque functione parùm dignus videatur, qui horum (temporum) rationem animo complexus non fuerit. (BALLON. Epid. et Ephem. lib. 1. pag. 2.)

Certè se ipsum et artem et ægros ludit, qui febrilium morborum curationem aggreditur, non manu identidem quasi ductus hâc fida itineris duce; temporis nempè pervestigatâ conditione.

Hâc temporum scientia destitutum, mille formæ ejusdem causæ Pandemos, *mille-vè lusus ludificabunt.*

Nemo nec exercitui ægrotanti, nec numerosæ in Nosocomiis Urbanæ plebi consulet, qui hâc magistrâ caruerit, Constitutionum notitia. (STOLL Ratio med. part. 3.ª Ephem. anni 1778.

AVANT - PROPOS.

LOrsqu'après avoir acquis la théorie de la science médicale, un Elève est appelé à en étudier la pratique, il ne sauroit se promettre de véritables progrès dans cette étude importante, s'il ne s'applique à connoître avec soin, les maladies régnantes générales, et les constitutions des temps dont elles sont les fruits (1).

Ce sera donc fournir à l'émulation des Elèves, toujours plus vive et plus

---

(1) *Qui artem medicam rectâ investigatione assequi volet, is primùm quidem anni tempora in considerationem adhibere debet, quid horum quodque possit. Neque enim quidquam habent simile, sed cum inter se plurimùm differunt, tùm etiam propter eas quæ in eis contingunt mutationes, &c.* (V. HIPPOCR. de aër. loc. aq. fect. III. FOÉS. pag. 281.)

digne d'éloges , et en même-temps
une extension utile pour l'enseignement
qui leur est donné journellement dans
la Clinique , que de mettre sous leurs
yeux un précis raisonné et de la
Constitution de cet hiver, prise depuis environ le milieu de brumaire
jusques aux premiers jours de germinal , et des maladies qui ont régné spo-
radiquement ou populairement à
Montpellier , sous cette Constitution
sémestrée.

Les détails dans lesquels je me
propose d'entrer, pourront, d'ailleurs,
réfléchir quelque lumière , sur les
phénomènes essentiels que ces mêmes maladies ont dû présenter à ceux
qui les ont observées avec attention
soit dans la Clinique , soit dans l'Hospice St. Eloy , et leur aider à les inter-
prêter d'une manière convenable. Mais,
pour qu'ils soient plus profitables encore aux Elèves , pour que rien ne
leur échappe des divers objets d'ins-

truction, qu'offre naturellement cette matière, j'aurai soin, toutes les fois que l'occasion s'en présentera, de ramener leur attention sur les grands principes de la Doctrine générale des Constitutions, dont j'ai fortement à cœur de les voir pénétrés; sans négliger des discussions plus ou moins étenduës, sur les points de doctrine et les faits de pratique, qui m'en paroîtront susceptibles; disant toujours mon avis avec cette franchise qui, mettant les intérêts de la vérité au-dessus de tout, ne s'en laisse imposer ni par l'autorité des noms, ni par les jugemens de la multitude.

ELÈVES DE LA CLINIQUE, vous qu'on a tâché jusqu'ici de conduire au chemin de la Médecine d'observation, ou de la Médecine D'HIPPOCRATE ; vous qui avez dû en reconnoître et admirer les vrais fondemens, dans ce que je vous ai exposé de la Séméïotique de ce grand homme ; vous enfin, devant qui j'ai déroulé la subli-me Doctrine des Constitutions mé-dicales, puissiez-vous ne jamais ou-blier et les utiles préceptes qui en ont été déduits, et la grande leçon des exemples qu'on y a joint au lit des malades !

On n'avoit pas encore pu, à la vérité, s'acquitter entièrement sur ce qui concerne la Séméiotique de l'air en particulier. On a dû, au com-mencement, se borner au Dogme et à des développemens sur un sujet où tout, jusqu'au langage, étoit nouveau pour le plus grand nombre. D'ailleurs, le défaut des circonstances, n'en per-mettoit pas davantage.

Cependant, cette grande et belle partie de l'institution clinique, méri-toit, comme les autres, de vous être connuë par une démonstration qui, portant sur des faits sensibles et cons-tans et que vous eussiez pu obser-ver vous-même, fournit, à cet égard, un complément de preuves. Tels ont été, en ce genre, les phénomènes qui se sont présentés dans la Constitution de cet hiver (1), et du commencement du printemps. Je les ai recueillis, et il falloit vous en esquisser le tableau. Mais, comment l'entreprendre à un âge où les souffrances attachées aux infirmités du corps, achèvent d'épuiser les facultés de l'esprit affoiblies par les ans, et où l'on doit avoir posé la plume, pour ne la reprendre jamais plus ?

Toutefois, il m'est resté mon zèle ; et ce sentiment puissant que le devoir fortifie, a dû me faire assez d'illusion, pour que j'en aye été encouragé à cette entreprise. Je l'ai donc tentée, et vous répondrez sans doute à ce nouvel effort de ma part, en redoublant les vôtres. Que chacun de

(1) Ceci est écrit en thermidor, an V.

vous se dise sans cesse, qu'en entrant dans l'Ecole clinique, il a rencontré une nouvelle SPARTE qu'il doit orner de son talent et de son application, en attendant de l'honorer par ses lumières et ses succès. *SPARTAM nactus es, hanc orna.*

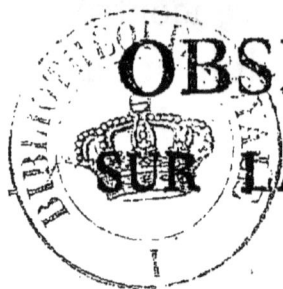

OBSERVATIONS

SUR LA CONSTITUTION

DES

SIX PREMIERS MOIS DE L'AN V,

A MONTPELLIER, &c.

L'ÉTÉ de l'an IV (1796 v. st.) a été remarquable à Montpellier, par des chaleurs extrêmement modérées et par sa sécheresse. L'automne suivant a été, au commencement, comme à l'ordinaire, variable, d'une température plus ou moins irrégulièrement chaude et humide, et entre mêlée, vers le milieu de la saison, de quelques froids assez sensibles au lever et au coucher du soleil, et pendant la nuit ; il n'y a eu, d'ailleurs, aucun autre excès grave dans le temps, ni aucun phénomène extraordinaire dans les maladies dont les principales ont été, comme elles sont presque tous les ans, des fièvres remittentes, la plupart simples, quelques-unes en double-tierce, avec foyer gastrique plus ou moins

A

bilieux, et qui ont paru être une suite de celles
de l'été ; des intermittentes, notamment des quotidiennes et des quartes ; mais peu de ces malignes et du type tierce, qui ont coutume de
s'entre-mêler parmi les autres maladies de l'automne, dans ce pays-ci, comme l'a très-bien
observé notre RIVIERE (1) ; des continues
rémittentes plus ou moins compliquées, quelques-unes avec type d'hémitritée, et quelques
autres, en très petit nombre, d'un caractère
insidieux.

Mais vers la fin de septembre ou vers le
temps de l'équinoxe, il est survenu des pluies
qui ont redoublé dans les mois suivants, en se
répétant avec plus ou moins de fréquence jusqu'en avril (v. st.). Ces pluies se sont souvent accompagnées de temps couverts ou nébuleux, et
ces temps ont été assez soutenus, pour qu'ils
aient rempli, même les intermédiaires, ou les
intervalles qui étaient sans pluies. Ces temps

---

(1) *Videmus enim, singulis ferè annis, in hâc saltem
regione, febres tertianas intermittentes, quæ summæ malignitatis
sunt participes, tertiâ vel quartâ accessione, ægros de medio
tollere.* (prax , medic.) lib. XVII, sect. III, cap. I, de feb.
pestil.). Il répète ailleurs cette observation, que les successeurs
et compatriotes de ce grand praticien, paroissent avoir trop
long-temps méconnue.

couverts ont néanmoins été coupés, à diverses reprises, par des jours sereins. Du reste, les vents du sud et de l'est, et du nord-est qui sont les dominants, depuis plusieurs années, sur cette côte maritime, n'y furent jamais plus constants.

On ne se rappelle pas à Montpellier, d'y avoir vu, depuis long-temps, un hiver aussi persévéramment pluvieux ou humide, et austral. Cependant, la température en a été, en général, assez douce, souvent même comme tiède ; quoiqu'il y ait eu, de temps à autre, quelques gelées, mais le plus souvent médiocres et passagères, et que les premiers jours de frimaire ayent été marqués par des froids assez vifs.

Quelques autres détails météorologiques sont nécessaires, pour achever de faire connoître cette constitution pluvieuse et humide, et pour qu'on puisse en apprécier convenablement les résultats. Ces détails embrasseront tout l'espace de temps, compris depuis vendémiaire jusqu'en germinal.

Le Baromètre a atteint, durant ce sémestre, une hauteur à laquelle il parvient rarement ; il s'est maintenu, à diverses reprises, au-delà de

28 pouces 5 lignes. Le *maximum* de son élévation coincide avec le 2 pluviôse. Il étoit ce jour là, à neuf heures du matin, à 28 pouces 5 lignes et demie. Le Thermomètre à l'ombre s'élevoit en ce moment, à ⊹ 2 degrés et demi. Le vent étoit nord, le temps serein, le froid vif avec gelée. Le *minimum* tombe au 6 nivôse. A huit heures du matin la liqueur étoit à 27 pouces 3 lignes, le Thermomètre étant à ⊹ 9 pouces et demi, le vent au sud-est, et le temps pluvieux depuis six jours, par le nord-est (1).

Cependant, le 15 ventôse, époque d'un ouragan désastreux, le Baromètre est descendu à 26 pouces et un peu au-dessous; ce qui donne un *minimum* d'un pouce et 4 ou 5 lignes de plus, que celui du 6 nivôse (2).

_____

(1) Les baromètres qui ont servi à ces observations, sont purgés autant qu'il est possible, d'air et bouillis ; leur ligne de niveau est, constante, quelle que soit la hauteur à laquelle le mercure s'élève dans le tube, ou à quel degré qu'il s'abaisse. La précision de leur construction, peut faire qu'ils ne soient pas bien d'accord avec de pareils instrumens, construits avec moins de soin.

(2) Ce fut le samedi au soir, 15 ventôse, que cette espèce de *Scirocco* se leva ; il continua, en se renforçant toute la nuit, jusqu'au lendemain matin (premier dimanche de carême) où il se trouva avoir acquis un tel degré de violence, qu'une

Le *maximum* du Thermomètre s'est porté au ✛ 11 degré, point où le mercure s'est élevé le 9 nivôse dans la matinée. Le *minimum* tombe au 21 frimaire, jour du plus grand froid de cet hiver, le vent soufflant du nord et du nord - ouest, alternativement. La liqueur s'est trouvée, ce jour-là, vers les neuf heures du matin, sur les Thermomètres dont on s'est servi (1), à un degré qui revient au

---

multitude de cheminées en fut abbatue ; il y eut même des murailles renversées, et sous l'une desquelles fut écrasé un malheureux domestique ; des portes arrachées de leurs gonds, et de gros arbres déracinés. Ce vent s'accompagnoit de secousses si fortes, qu'on pouvoit les comparer, jusqu'à un certain point, aux commotions d'un tremblement de terre ; quelques personnes même ont cru qu'il s'y en étoit mêlé. Du reste, le *Scirocco*, ainsi appellé à Naples, est un vent d'est sud-est, ou est-sud ; il souffle d'un point de l'horison entre ceux appellés par les anciens *euros* et *euro-notos*, (*euro-austro*) ses collatéraux, qui sont des rumbs de la bande entre le sud (*notos* ou *auster*) et le levant proprement dit, (*el levante* des Italiens, *l'appelliota* des Grecs, ou le *subsolanus* des Latins). (V. Mosca *Dell'aria*).

(1) Ces thermomètres sont à mercure ; leur division est en quatre-vingt parties, entre la glace fondante et l'eau bouillante, sous une pression d'air correspondante à 28 pouces du baromètre. Ils ont été exposés à l'ombre dans une grande cour servant de jardin, et au nord-est. Du reste, mes observations, tant barométriques que thermométriques, s'accordent avec celles que des amis bons physiciens et observateurs exacts, ont faites dans le même temps avec des instrumens tout aussi parfaits, et qu'ils ont bien voulu me communiquer.

troisième et quelques lignes de RÉAUMUR (1).

Depuis le mois de vendémiaire jusqu'à celui de germinal, c'est-à-dire, dans un espace d'environ six mois, il est tombé 35 pouces 11 lignes et $\frac{13}{16}$ de ligne d'eau, sur le territoire de Montpellier; tandis qu'il n'en tombe communément dans toute l'année, guère plus de 28 à 30 pouces. Les mois de brumaire et de frimaire, sont ceux qui ont fourni le plus de pluie; brumaire en a donné 8 pouces 10 lignes et $\frac{6}{16}$ de ligne, et frimaire 7 pouces 11 lignes.

Les mois de vendémiaire, brumaire et germinal ont été les plus chargés de temps sombres ou nébuleux, et les mois de fructidor et brumaire, ceux où il a tonné le plus et le plus fortement.

J'ai remarqué plus haut, que quelques jours sereins ont été intercallés parmi ces temps sombres ou couverts; je dois maintenant ajouter, que cette sérénité du ciel s'est fait sur - tout

---

(1) On pourroit encore placer, par une courte anticipation, ce plus grand froid au 20, au lieu du 21; d'autres observations faites, ce même 20 frimaire, sur les onze heures et demie du soir, au thermomètre de RÉAUMUR, donnant les trois degrés et un quart au-dessous du terme de la glace, pour le point où est descendu l'esprit de vin.

remarquer en pluviôse et en ventôse, en s'accompagnant des vents de nord-est et de sud-est, qui avoient également régné le mois de janvier précédent ; d'où il est aisé de comprendre que, nonobstant la beauté du ciel, ces temps ont dû contribuer à entretenir l'humidité de l'atmosphère. Le mois de nivôse a, néanmoins, été celui qui a présenté le temps le plus <ins>constant</ins> serein que nous ayons eu dans ce sémestre, et c'est aussi le mois où le nord a régné le plus. Outre le furieux ouragan dont il a été parlé, les vents du sud et de l'est ont continué de souffler, avec assez de violence, à plusieurs reprises.

Il n'est tombé que très-peu de neige cet hiver, et elle s'est bientôt fondue.

La végétation a été beaucoup plus hâtive que les années précédentes ; les fleurs se montroient déjà dans les prairies, et le pêcher, indépendamment de l'amandier le plus précoce des arbres à noyeau, commençoit à fleurir vers la fin de janvier (v. st.).

Une pareille constitution météorologique, a dû sans doute produire des maladies (1), et le

_____

(1) Elle a été funeste à nos troupeaux de bêtes à laine, notamment vers la fin de l'hiver. Plusieurs propriétaires ont fait des

médecin observateur a pu les préjuger ou les conjecturer, soit d'après la nature même de cette constitution, comme l'enseigne HIPPO-CRATE (1), soit d'après une sentence de ce père de la médecine, qui porte « que la plupart » des maladies qui surviennent pendant les pluies » abondantes, sont des fièvres de longue durée, » des cours de ventre, des pourritures (*putre-* » *dines*) (2), des épilepsies, des apoplexies » et des angines (3).

Nous allons voir jusqu'à quel point s'est vérifiée cette sentence D'HIPPOCRATE; il suffira, pour cet effet, d'un simple coup-d'œil sur les maladies qui ont régné le plus généralement, (sous cette constitution sémestrée) dans Montpellier et aux environs.

---

pertes considérables en brebis et en agneaux. Il paroît que ces animaux ont péri d'une sorte de cachexie appellée *gamadura* ou pourriture, maladie assez commune à cette espèce.

(1) *Ex anni temporibus, de morbis conjecturam facere licet.* (De humor. lib. I, sect. II.

(2) PASTA interprète ce mot, par des ulcères putrides et de mauvais caractère, des pustules et autres affections de la peau. (*HIPPOCRATIS aphorismi atque præsagia*, ANDREÆ PASTA, Bergami 1762).

(3) *Morbi in pluviarum multitudine, magnâ ex parte fiunt, febres longæ, alvi profluvia, putredines, morbi comitiales apoplexiæ et anginæ.* (aph. 48, sect. III).

Vers

Vers la fin de l'automne, à dater des premiers jours de brumaire, il a régné, entr'autres maladies, des rhumes, des catarrhes simples ou sans fièvre, avec de légers froids dans l'invasion; beaucoup de diarrhées, dont quelques-unes dyssenteriques; ces flux étoient également sans fièvre, et sans aucun autre dérangement notable dans les fonctions; mais ils ont résisté pendant plus ou moins de temps, aux remèdes les plus vantés; plusieurs personnes ont continué de s'en plaindre jusqu'en nivôse et pluviôse; il en a été de même des rhumes, et des catarrhes sans fièvre peu différens, en apparence, des rhumes; quoiqu'en général, on ait pu observer dans la plupart de ces catarrhes, une irritation plus marquée, et étendue dans une plus grande surface sur le systême *mucoso-membraneux* des cavités des narrines, des orbites, de la gorge et des bronches, que dans les simples rhumes, et qu'il y en ait eu qui ne s'accompagnoient point de toux, et qui ont été moins prolongés que les autres. L'opiniâtreté de ces deux espèces d'affection, (qui n'étoient guère que des incommodités auxquelles on n'avoit à opposer que le régime, chez le plus grand nombre de ceux

B

qui en étoient atteints , et qui n'en faisoient point cas), peut les faire désigner du nom de *chroniques* , par comparaison avec les autres maladies corrégnantes, qui étoient du caractère aigu. La matière des crachats a dabord été un phlegme clair , tel qu'on l'observe dans les coqueluches ; cette matière s'est ensuite épaissie à mesure qu'on s'éloignoit du commencement , et a pris une teinte un peu jaune ; celle des déjections par bas , a présenté beaucoup de glaires mêlées de sucs pituiteux et bilieux , dont la couleur a été , chez quelques-uns , d'un brun foncé ou atrabilieuse. On doit rappeler ici , que la plupart des fièvres de l'été et de l'automne , avoient été des intermittentes et des rémittentes ou simples ou compliquées , avec foyer gastrique et déjections de matières bilieuses plus ou moins dépravées. Le dérangement de la transpiration , suite inévitable du relâchement de la peau par l'humidité des vents du sud, les pluies presque continuelles, et une espèce de vapeur humide qui remplissoit l'atmosphère , ont déterminé ces rhumes , ces catarrhes et ces flux-de-ventre, et l'opiniâtreté de ces affections se rapporte assez naturellement à l'espèce de

diathèse, que les intempéries soutenues de l'air
ont dû introduire dans les organes des premières
voies, et le systême de la membrane pituitaire
qui, d'ailleurs, ont entr'eux une relation particulière. Il est à remarquer, que le mélange de
bile et de pituite qu'on observoit dans les
matières des selles, présentoit chez quelques
sujets, une fluidité qui sembloit tenir d'une
espèce de dissolution. On ne pouvoit, néanmoins, y méconnoître l'humeur bilieuse épaissie de l'été et de l'automne, que les froids
modérés de la saison n'avoient pu corriger,
avec une dominance de pituite, qui est deve-
nue de plus en plus marquée à mesure qu'on
a avancé dans la saison de l'hiver (1) ; il est, du
reste, assez connu que le bas-ventre est la voie
que la nature se choisit le plus communément,
pour l'évacuation des sucs pituiteux et des
bilieux.

On ne s'est donc pas occupé sérieusement,
de la curation de la plupart de ces cours de

—————————————————

(1) *Postquam autem hiems apprehenderit, bilis flava per-
frigerata modica fit, et pituita augetur, (hieme) tum ob pluviarum copiam, tum propter longitudinem noctium.* (HIPP. de nat.
hom. pag. 27, ZUINGER).

ventre, lorsqu'ils ont été modérés ou que la santé n'en étoit pas notablement dérangée. Chez quelques malades seulement, on a dû tenter l'ipécacuanha et la rhubarbe donnés sous toutes les formes. Cette dernière a été combinée avec les cathartiques ordinaires, les diaphorétiques doux, la thériaque, les frictions sèches, les lavemens, ect. qui ont été à peu près inutiles ; le symarouba a été essayé vers la fin, mais il n'a pas eu plus de succès ; la maladie étoit trop influencée par la constitution actuelle. Une forte décoction de feuilles de salicaire, qui avoient trempé pendant la nuit dans la quantité d'eau où on les a fait bouillir le lendemain matin, et un bol composé de ces mêmes feuilles en poudre, de racine de *columbo* et de cachou, le tout incorporé avec la conserve de roses ou avec l'extrait de quinquina, ou bien encore avec celui de cascarille, ont réussi chez quelques malades épuisés par la continuité des évacuations. On n'a pas été plus heureux dans le traitement des rhumes et des catarrhes simples, qui ont paru exiger quelques remèdes. Lorsque la toux a été quinteuse et fatiguante avec insomnie, on a eu recours aux minora-

tifs, aiguisés d'une pointe de *kermes*, aux exu-
toires sur les bras, à un emplâtre de poix navale
appliqué entre les deux épaules, à quelques
boissons légérement diapnoïques ou à *l'hydro-
gala*, à la bourrache, et à l'extrait des têtes de
coquelicoq, dont je crois être le premier qui aye
fait usage dans ce pays-ci, d'après ce qu'on en
lit dans CHOMEL (1), et dont je puis garantir
l'utilité dans ces affections pituiteuses de poitrine, où il faut calmer et atténuer en même
temps, sans risquer de nuire à l'expectoration,
et dans les cas assez communs où *l'idiosynchra-
sie* des sujets, ne peut s'accommoder d'aucune
sorte de préparation d'opium ou du pavôt ordinaire. Ces moyens ont procuré quelque soulagement, mais qui n'a pas été de durée. Une
petite diarrhée spontanée a été favorable à
certains. Chez plusieurs le lait a paru faire plus
de mal que de bien, même à ceux qui en
avoient l'habitude. Une diète un peu tonique,
fortifiante prescrite vers la fin, et des pro-
menades en voiture, ont produit de bons effets.
On a eu sur-tout l'attention de ne prescrire

_____

(1) Abrégé de l'histoire des plantes usuelles.

aucun remède trop actif ou échauffant, dans la vue d'atténuer, d'inciser, ou d'exciter la sueur à ceux qui se plaignoient de chaleur comme *anginuse*, à la gorge et dans la poitrine. On étoit ravisé à cet égard, et par sa propre expérience, et par les conseils de quelques grands praticiens tels qu'un BAILLOU qui s'élève avec force contre cette méthode échauffante, si souvent meurtrière, à laquelle il applique ce vers D'HOMÈRE, qui, rendu littéralement en latin, revient à cette phrase, *multas fortes animas ad inferos præmisit*, et dont STOLL a fait, à son tour, une juste application à la méthode sanguinaire de BOTAL (1).

Beaucoup de fièvres catarrhales mêlées, au commencement, d'horripilations ou de froids irréguliers avec ou sans point pleuritique, et très-rapprochées dans le fond de la fausse péripneumonie de SYDENHAM ; des douleurs rhumatismales ; quelques fièvres intermittentes ;

---

(1) BALLON tom. III, *consil medic. lib.* 2, *consil.* X *de catharro*, pag. 142, et STOLL *ratio med.* tom. II, pag. 114, où se trouve la version suivante du même vers de l'Illiade, *multas præstantes animas Acherontis ad oras, précipites dedit antè diem*. Ce qui, je crois, ne dit guère plus que la traduction simple que nous avons donnée ci-dessus, d'après BAILLOU.

des fièvres pituitoso-bilieuses gastriques plus ou moins graves, annoncées par des lassitudes qui tenoient d'une prostration des forces.; des coqueluches tenaces chez les enfans ; des érésipèles aux extrêmités inférieures , ect. se sont déclarés en même temps, et ont régné plus ou moins comme les précédentes , jusques en germinal. Il paroît que plusieurs de ces maladies n'ont été que des complications ou des formes particulières de la fièvre gastrique plus ou moins pituiteuse ou bilieuse , qui est la *stationnaire* de presque toute l'année , dans cette commune, en prenant ce mot *stationnaire* , dans son acception la plus littérale ou dans le sens le plus usité ; ce qui n'exclut pas les affections essentielles , primitives ou *protopathiques* des organes des autres cavités , notamment de la poitrine, qui ont pu se compliquer de la fièvre gastrique ; complication qui pourtant a été rare , et ne s'est guère montrée que vers la fin de pluviôse ou en ventôse. Au surplus, ces dernières affections de poitrine se sont jugées , pour la plupart , par l'expectoration ; et ce qui mérite d'être remarqué , cette terminaison leur a été commune, avec quelques-unes des fièvres qui ont paru être

originairement gastriques ; tandis que ces dernières ont eu, le plus ordinairement, leur solution par les selles, les sueurs et les urines.

La petite vérole a été en même temps assez
répandue parmi les enfans, pour qu'on ait pu
la regarder comme épidémique ; l'éruption en
a été nombreuse ou confluente ; et chez la
plupart, la maladie s'est compliquée d'affection
comateuse dès le commencement, et de quelques autres symptomes de malignité : il y a eu
encore des vers chez plusieurs de ces malades.
Beaucoup d'enfans ont succombé à cette cruelle
maladie ; les petites véroles, même inoculées,
ont été remarquables par cette éruption considérable ou par la confluence, et quelques-unes ont
suppuré comme si elles eussent été spontanées
ou naturelles.

Vers la fin de frimaire, il s'est joint à ces
différentes maladies des hidropisies. On a traité
plusieurs maladies de ce genre, soit dans la
ville, soit dans l'hospice. J'avois commencé à en
voir dès le mois de vendémiaire. Cette maladie
étoit manifestement le produit des premières
pluies d'automne, *ex primis aquis*, comme
s'exprime HIPPOCRATE, dont les observations,

à

à ce sujet, ont été confirmées par PROSPER
MARTIAN (1), et dont j'ai eu, en mon particulier, plusieurs fois l'occasion de reconnoître
la vérité, comme on a pu également s'en convaincre, ces dernières années, dans la clinique
et dans l'hospice, où ces cas ont été ramenés
assez souvent sous les yeux des élèves, pour
qu'ils ayent dû les observer avec fruit, sur-tout
après les notions qui leur étoient fournies sur
cet objet. Les effets constans de l'humidité de
l'atmosphère ou des pluies du milieu de l'automne, ceux de quelques jours d'un froid assez
vif et qui vint comme par surprise en brumaire, la sécheresse de l'été qui avoit précédé,
ect. toutes ces causes en agissant, ainsi que je
l'ai remarqué, sur l'organe cutané et sur les viscères épigastriques, en affoiblissant le ton du
systême cellulaire ou absorbant, ont fait sura-
bonder la pituite et les sucs cruds, et altéré de
plus en plus la masse générale, de manière à
la surcharger de sérosités ; ce qui semble s'ap-

---

(1) *Ex primis aquis, ubi post multam siccitatem aqua futura
est, de aqua inter cutem prædicere licet.* (HIPP. de humor).
Quod hoc in loco docet HIPPOCRATES, *pluries observavi ; hy-
dropes scilicet plurimùm vagari, quandò pluviæ magnis sicci-
tatibus succedunt* PROSP. MART. vers 180 , pag. 104.

pliquer assez naturellement à la formation de ces hidropisies.

Enfin, nous avons encore noté quelques morts subites ou apoplexies vers l'équinoxe, et quelques autres vers le temps du solstice ; époque à laquelle les humeurs ont paru se porter un peu plus, vers les parties supérieures.

Cependant, la bile de l'été et de l'automne ne pouvant être corrigée, sous une constitution hiemale, australe, pluvieuse et d'un froid modéré, la pituite mêlée dans l'estomach avec l'humeur bilieuse, a acquis de jour en jour un degré de dégénérescence, qui a dû affecter pernicieusement ce viscère et tout le reste du système gastrique, *stomachoque tumultum lenta tulit pituita*, pour me servir des expressions D'HORACE ; et cette dégénérescence a dû être d'autant plus grave, que les viscères de la région de l'estomach et l'estomach lui-même, étoient déjà affectés de cette diathèse ou impression de foiblesse, résultant des intempéries ou vicissitudes de l'air (1).

_____

(1) *Unà cùm anni temporibus, hominum ventriculi mutationem accipiunt.* (HIPP. de aër. loc. et aqu. sect. III, pag. 281, FOES). L'action énervante des temps, et le dérangement qui s'ensuit

En suivant maintenant les progrès de cette
dégénération, on a pu observer que la matière
saburrale gastrique, continuant de se corrom-
pre de plus en plus, s'est trouvé portée en
nivôse et pluviôse, à un très-haut point de
dépravation, que les vents de nord-est et de sud-
est de ces derniers mois, et quelques jours sereins du mois de pluviose, rendirent plus active
encore. Les effets de cet état de septicité dans les
matières des premières voies, s'irradiant, pour
ainsi dire sympathiquement, sur le cerveau, et
ce viscère, déjà frappé lui-même d'une diathèse
particulière qu'aggravoit la constitution hiémale,
se trouvant imbu, pénétré de l'humidité constante soit des temps pluvieux, soit des temps
nébuleux plus dangereux encore que les premiers (1), il en est résulté une intensité corrélative dans les fièvres gastriques régnantes, dont
quelques-unes même se sont compliquées d'accidens nerveux ou de malignité, avec des formes plus ou moins variées, dépendantes de

dans l'habitude des rapports sympatiques entre l'organe cutané
et les viscères de la région épigastrique, semblant rendre raison
de cette débilité de l'estomac.

(1) *Meliores pluvii, quam tantum nebulosi, nubilive.* (CELSE)·

l'action des temps passagers, à laquelle ont dû se prêter la disposition des sujets, leur manière de vivre, ect.

Cette fâcheuse complication de la malignité, à laquelle l'influence solsticiale peut avoir eu quelque part, s'est manifestée par l'abattement des forces, le découragement de l'esprit, la petitesse et la concentration du pouls, l'affection soporeuse, le coma, un délire plus ou moins fort, des parotides et des soubresauts des tendons : on y a également remarqué, le plus souvent, des pétéchies, des déjections vermineu-ses et autres symptomes dépendans du foyer gastrique, et d'une affection grave du cer-veau (1). Beaucoup de prisonniers Autrichiens,

_____

(1) Je trouve, à l'égard de ces symptomes (le coma, le délire, les convulsions, etc.) observés sur nos malades, une sorte de conformité entre les maladies de ce sémestre, et celles du sé-mestre correspondant de 1773 (v. st.), qui me paroît devoir trouver ici une place. L'hiver fut pluvieux et humide en 1773. A Montpellier, le vent grec et l'est-sud ou le sud-est furent les dominans. Le printemps a été également humide et pluvieux, et sous le règne des mêmes vents ; en un mot, même constitu-tion en 1797 ou en l'an V, qu'en 1773. Nous eûmes un assez grand nombre d'enfans attaqués de la rougeole qui se termina, chez plusieurs, par des ulcères gangréneux à la gorge, ou qui prit d'emblée, cette fâcheuse tournure. Le cerveau étoit notablement affecté, dans le début de la plûpart de ces maladies éruptives qui s'accompagnoient, en même temps, d'aphtes dans la bouche ; et

Hongrais et autres , ont été attaqués de cette
fièvre maligne dans l'hospice. Quelques élèves
de l'Ecole qui fréquentoient assidûment cette
maison , en ont été pareillement attaqués , et
deux ou trois d'entr'eux y ont succombé en
peu de jours , victimes de ce zèle courageux
qu'excite l'ardent amour de s'instruire , et qui
n'ajoute pas peu aux justes regrets que nous cause
leur perte. Cette cruelle maladie ayant , pour
ainsi dire , déversé de l'hospice , a frappé quelques personnes logées dans des maisons voisines ; mais elle a été heureusement peu répandue dans la ville ; ce qui peut faire penser

cette même affection cérébrale , s'observa dans l'invasion des
fièvres gastriques pituitoso-bilieuses. qui régnoient sporadique-
ment; quelques-uns de ces malades rendirent des vers. On ne
pouvoit méconnoître ici un principe de putridité considérable.

Les premiers jours de prairial de cetta même année 1773 , furent
un peu chauds; mais le milieu et la fin de ce mois furent froids,
et cette dernière température se soutînt jusqu'au 12 ou 13 messidor
suivant , époque où les fortes chaleurs se déclarèrent et s'éta-
blirent. Les vents du nord soufflèrent le plus souvent , durant
ces temps froids ou au milieu de prairial , et quelquefois encore
les vents d'ouest ; ces vents du nord tendoient la plupart du temps
au nord-est ; c'étoient des *Etésiens* lesquels soufflent , comme
on sait , entre le nord et le levant d'été , s'alternant assez souvent avec les vents opposés ou ceux de l'ouest. Il régna , cet été,
des fièvres insidieuses. Ces dernières circonstances sont , si je ne
me trompe , un nouveau trait de ressemblance à noter , entre
l'hiver de 1773 et son printemps , et l'hiver et le printemps de
1797 , ou de l'an V.

que la maladie avoit quelque chose de contagieux , à laquelle la malpropreté des prisonniers , et leur accumulation dans les salles ont
pu contribuer. On sait, d'ailleurs, combien l'humeur pituiteuse est disposée à tourner à la
malignité et à la contagion. A Grenoble , cet état
de malpropreté chez les prisonniers allemans ,
reçus dans l'hôpital militaire de cette commune , a beaucoup contribué dans le contagieux
des maladies qu'on y a traitées (1). Parmi
mes malades de la ville , quelques-uns seulement se sont plaint d'un sentiment profond de
foiblesse générale , et d'un grand mal de tête
qui a été suivi d'un délire obscur , survenu au
troisième ou au quatrième jour : il m'a paru reconnoître dans la marche de quelques-unes de
ces maladies , du type de l'hémitritée , ou de la
double-tierce. Quelques autres particuliers ont
éprouvé des accidens plus marqués ou plus
sérieux ; mais , en général , ces maladies qui dé-
pendoient manifestement du temps , ou de la
constitution humide et pituiteuse actuelle ,

_____

(1) Mémoire sur une fièvre putride soporeuse qui a régné à
l'hôpital militaire de Grenoble , depuis le 10 ventôse jusqu'au
80 germinal suivant (an V).

n'ont eu , parmi les habitans , aucune mauvaise suite , et se sont terminées en peu de jours. RAYMOND , qui pratiquoit à Marseille dont le climat differe peu de celui de Montpellier , rapporte « que les pluies ayant été abondantes » pendant l'automne et l'hiver , et ces saisons » tempérées ou point trop froides , les maladies » ont été , en général , accompagnées de pros- » tration des forces , avec pésanteur de tête , » et quelquefois avec hémorrhagie (1).

Les malades que j'ai eu occasion de voir dans la ville, n'ont point essuyé de récidives , mais on assure qu'elles ont été fréquentes dans l'hos- pice ; ce qui peut avoir été occasionné en partie, par l'inconduite des malades. La poitrine a été affectée sympatiquement chez quelques uns , par la saburre gastrique laquelle s'est portée sur les poumons qui lui ont servi d'émonctoire : il est du moins certain , que quelques-unes de ces dernières maladies, ont été jugées par l'expecto- ration vers le quatorzième jour.

Nous avons vu que les maladies de poitrine idiopathiques et vraiement inflammatoires ,

_____

(1) Mémoires de la société de médecine pour les années 1762 et 1773. Mémoire , parag. 11 , pag. 46.

avoient été très-rares sous cette constitution humide et pituiteuse , comme elles le sont ordinairement dans ce pays-ci, où la constitution est catarrhale depuis plusieurs années, et où l'on ne voit , le plus souvent , que de fausses fluxions de poitrine. Ce n'est pas, cependant , qu'on n'en observe dans lesquelles le bilieux domine assez , pour se rapprocher du génie phlogistique ; mais , en général , ces inflammations ne sont guère que lymphatiques , ou susceptibles d'une espèce de résolution ou de coction particulière , différente de la purulente inflammatoire ; elles admettent rarement la saignée, ou ne permettent d'en user qu'avec beaucoup de modération. L'ouverture des cadavres a présenté, dans ces sortes de cas , des poumons flasques, sans adhérence , sans aucune trace d'induration ou de dégénération en substance comme hépatique , qu'on observe sur cet organe , à la suite des vraies et fortes inflammations. On a trouvé , d'ailleurs , chez ceux qu'on avoit trop saigné , les poumons ou détruits et comme fondus en partie , ou abreuvés d'une matière presque entièrement séreuse , avec quelques traces de phlogose. On y a trouvé aussi ,

quelquefois

quelquefois , du pus , mais d'une consistence et d'une couleur différentes de celles du pus ordinaire.

J'ai eu de fréquentes occasions de me convaincre de ces faits dans les premières années de mes études , à l'hospice St. Eloi où il m'étoit permis d'ouvrir quelques cadavres , et où l'on avoit alors pour Médecin , un autre BOTAL qui faisoit saigner jusqu'au blanc , dans toutes ces affections catharrales , vulgairement appellées *fluxions de poitrine*. J'ai vu un très-grand nombre de ces malades périr ou sous la lancette , *sanguineam-que reddebant animam*, ou empyématiques (1) , ou d'une péripneumonie cachée. Je crois pouvoir rapporter à ce dernier genre de maladie, le cas suivant. Vers les premiers jours de février (v. st.) je fus appellé pour un

_____

(1) Ayant ouvert un de ces cadavres avec le Dr. PAUL , avantageusement connu par la traduction en français de quelques ouvrages intéressans, notamment des Commentaires de VAN-SWIETEN, nous fumes bien surpris de ne trouver dans la cavité droite de la poitrine , qu'une quantité considérable d'un pus comme dissous et de couleur légèrement verdâtre , dans lequel nageoient des flocons membraneux , avec quelques concrétions lymphatiques ; c'étoit les débris du poumon qui avoit été entièrement consumé par la suppuration. Ce malade avoit vécu , selon toute apparence , plusieurs jours dans cet état , ou sans poumon droit. On lit de pareils exemples dans les ouvrages de quelques-uns de nos bons observateurs.

D

jeune homme d'environ trente ans qui, huit ou dix jours auparavant, avoit été saigné trois fois pour un point de côté assez vif, que ces saignées avoient fait entièrement disparoître ; l'ayant interrogé et examiné avec soin, j'appris qu'il avoit souffert, pendant une quinzaine de jours, de quelques douleurs rhumatismales, qui avoient cessé presqu'au même instant où le point de côté s'étoit déclaré; qu'il étoit né de parens sains ; qu'il n'avoit donné dans aucun autre excès que celui de la chasse, &c. Il se plaignoit actuellement d'une toux sèche qui, cependant, ne le prenoit que par intervalles, et d'un léger mal être qu'il ne pouvoit définir, mais qui lui paroissoit plus sensible tous les deux jours, et qui étoit suivi, le lendemain, de l'expectoration de quelques matières muqueuses ; sa respiration étoit un peu gênée lorsqu'il montoit un escalier ; son visage conservoit, néanmoins, l'embonpoint de la santé ordinaire. L'ayant engagé à se coucher à plat sur son dos, la tête basse, je n'apperçus qu'une très-légère altération dans sa manière de respirer ; mais il n'en fut pas de même lorsqu'étant couché sur l'un ou sur l'autre côté, il fit, à ma prière, quelqu'effort pour tousser, cracher ou se moucher; il sentit pour lors, comme un embarras mêlé de tiraillemens douloureux ou de picotemens, dans la poitrine, qui l'empêchoient de dilater pleinement cette cavité, lorsque je l'invitois à une grande inspiration, et qui excitoient une petite toux quinteuse. La peau de l'habitude du corps étoit, en même-temps, d'une chaleur un peu au-dessus de la naturelle, et la langue recouverte d'un sédiment muqueux et blanchâtre, avec des urines rougeâtres et crues; quoiqu'il n'y eût point de frisson, que la soif fût modérée, que le malade mangeât avec goût, et que les digestions parussent se bien faire. Son pouls n'étoit pas non-plus bien naturel; j'y remarquai un petit mouvement fébrile assez sensible aux heures du soir. Le malade étoit, d'ailleurs, assujetti à un bon régime dont il ne s'écartoit point. En rapprochant toutes ces circonstances, je crus pouvoir en inférer, qu'il y avoit quelque chose de périodique dans les symptômes, d'autant mieux que souvent les fièvres catharrales et les affections rhumatismales, affectent plus ou moins de périodicité; je craignis en même temps, pour cette dégéné-

D 2

ration de la matière catharrale , en pus âcre
et séreux, qu'une pituite abondante éprouvoit
quelquefois, sous la constitution actuelle, et
qui, en affluant sur les poumons, affoiblissoit
ce viscère, et donnoit quelquefois lieu à ces
péripneumonies mortelles (*Cacoëthes*), qui
avoient déjà enlevé assez brusquement quelques personnes. Je soupçonnai donc chez mon
malade, un commencement de phlogose ou
d'inflammation lente dans l'organe pulmonaire,
ou une de ces péripneumonies cachées sur
lesquelles STOLL , enchérissant sur BAGLIVI ,
nous a donné des détails intéressans, et dont
BAILLOU avoit déjà parlé avant ces deux auteurs , sous le même titre *de peripneumoniâ
latens* (1).

_____

(1) **V.** *Epid. et ephem.* lib. 2 , tom. I , Jean-Pierre FRANK,
médecin de l'Empereur et professeur de Clinique à Pavie , a
pareillement observé de ces péripneumonies occultes ; il rapporte
même en avoir vu une épidémie parmi les vaches. Ces maladies
étoient d'autant plus cruelles , qu'elles n'offroient aucun diagnos-
tic ; ce n'étoit , dit-il , qu'à l'ouverture des cadavres , qu'on recon-
noissoit la maladie qui étoit resté cachée dans le vivant , sous
les apparences de la santé. . . . . *Est tamen ubi et in thoracis
cavo, occulta viscerum inflammatio latuit , cui signa , cum vive-
ret ægrotans , defuere quidem , sed ubi dira inflammatio vel
facta jam pulmonis suppuratio , post mortem demùm in cons-
pectum venerunt. Eadem in plurimis accidisse vaccis observa-
vimus , quas cum epidemica summèque lethalis has bestias prose-*

Je mis en conséquence ce malade à une diète
convenable ; lui prescrivis pour tisane, une
décoction d'orge avec les feuilles de bourrache, pommes rainettes coupées par quartiers
et miel ; et, en outre, un bouillon avec les
tiges fraîches de douce-amère, la carote jaune
en rapure, les feuilles de chicorée, de cerfeuil,
et de lière terrestre, avec le mou de veau, pour
une prise de bouillon qu'on servoit tous les
matins. Il fut purgé après le troisième bouillon,
avec un minoratif aiguisé de quelques grains
d'ipécacuanha; le huitième jour, on lui appli-
qua un vésicatoire avec cantharides et graine de
moutarde en poudre, sur le côté où il avoit
ressenti la douleur, et qui continuoit d'être in-
dolent, même à l'extérieur. La constitution
molle et pituiteuse sous laquelle nous nous
trouvions, le tempérament bilieux du malade et
son état de foiblesse excluoient la saignée. Le
topique opéra une espèce de *rupture*, c'est-à-
dire excita une fiévre soutenue, avec dévelop-

___

queretur peripneumonia, vel cum saniores apparerent, experi-
menti causá mactatas, cum duro ae inflammato pulmone secuimus.
(V. de cur. hom. morb. epitom. prælect. acad. etc. lib. 2, de
inflamm. Ticini 1792 (st. v.).

pement dans le pouls, et détermina une expectoration de matières en partie puriformes et en partie muqueuses, qui a continué jusqu'à la cessation presqu'entière de la fièvre, arrivée le septième jour, à compter de celui de l'application du vésicatoire, ou vers le quinzième depuis le premier du traitement. J'en vins, pour lors, à l'usage du *lichen islandicus*, et enfin, à celui du kina. Peu de temps après, le malade se trouvant presque entièrement rétabli, j'ai fait pratiquer sur l'un des bras, un exutoire, dans la vue de prévenir un retour de phlogose, et un nouvel afflux de matières sur les poumons ; d'autant plus, qu'il restoit encore un peu de toux qui entraînoit, par intervalles, quelques crachats de la même qualité, à peu près que les premiers.

Nous avons également observé en pluviôse et en ventôse, de ces commencemens de phtisie, qui paroissoient être la suite de ces affections catharrales ordinaires, compliquées de gastricité, et dont on avoit négligé le principal foyer qui occupoit les premières voies. Des cathartiques doux, et de petites doses de tartrite de potasse d'antimoine, mêlées avec un peu de sucre et d'extrait de gentiane, ont procuré un soulagement notable à ces malades, principalement le tartre stibié et l'extrait de gentiane, qui ont agi comme toniques résolutifs.

Les fièvres pituitoso-bilieuses, les catharrales, les rhumes, les fluxions de poitrine du commencement de la constitution, ont continué de régner avec la fièvre maligne. Mais en pluviôse et en ventôse, il s'est mêlé à quelques-unes de ces maladies, des fluxions à la tête, des ictères, des érésipèles qui occupoient la face, au lieu qu'en brumaire, (octobre) cette éruption se plaçoit ordinairement sur les jambes ; quelques personnes, dailleurs bien portantes, ont eu des dartres au visage, ce qui se voit assez communément dans le printemps. Il est remarquable, que c'est à cette même époque où les maladies ont présenté un orgasme plus actif, et les humeurs plus de tendance vers la tête, qu'ont paru des parotides, des hémorrhagies du nez, la plupart symptomatiques, et quelques-unes critiques ; mais je n'ai vu que des premières et peu d'ictères, sur mes malades de la ville. Les diarrhées du commencement, qui avoient discontinué, pour la plupart, en nivôse, ont réparu à la fin de pluviôse et en ventôse. C'est vers la fin de ce dernier mois seulement, que le Citoyen CLOS (1), l'un des chefs de Clinique, et qui a observé avec exactitude les maladies de l'hospice, commença à trouver les *pouls organiques* (2) qui avoient

―――――――――――――――

(1) Conformément au plan d'organisation de la *clinique*, que j'ai présenté, dans le temps, à l'école de santé, et dont le dernier Comité d'instruction publique a cru devoir ordonner l'impression, et l'insertion parmi les *programes des cours* de cette école, il y a deux *chefs de clinique*, lesquels doivent être choisis parmi les élèves les plus instruits, et dont les fonctions sont indiquées dans le susdit plan.

(2) L'application de ce jeune homme à la connoisance du pouls, les progrès rapides qu'il y a faits, et les prognostics heureux qu'il a portés d'après ces signes, dans la clinique et dans l'hospice, doivent naturellement exciter les élèves à suivre son exemple. J'ajouterai, que l'âge où ils se trouvent, âge heureux où l'on a tant de facilité pour apprendre et où l'on doit tant en sentir le besoin, les fréquentes occasions qu'ils en ont dans la clinique sous les maîtres qui les dirigent, le témoignage de cette foule de médecins illustres qui se sont succédés de siècle en siècle, depuis HEROPHILE (on pourroit même dire depuis HIPPOCRATE) jusqu'à nous ; que tout enfin, leur fait un devoir de l'application la plus constante, à ce premier objet des recherches du Praticien auprès des malades. D'ailleurs, pourroit-on jamais s'appuyer de trop de moyens, s'éclairer de trop de lumières, pour se conduire avec quelque sûreté, dans l'exercice d'un art où il est si difficile de voir ? Il ne faut pas douter qu'il n'y ait des médecins, et peut-être un très-grand nombre, qui, loin de convenir des avantages que le Praticien peut retirer d'une connoissance particulière du pouls, croyent devoir, au contraire, détracter de cette doctrine. Ils vous disent, et ce sont les plus modérés, qu'on ne peut en savoir guère plus sur le pouls que ce qu'en savent le vulgaire des médecins et les garde-ma-

été

été cachés ou obscurcis jusques-là , par la foiblesse et la petitesse du pouls , autant que par un désordre particulier dans les fonctions , relatif, sans doute, à l'influence des temps, qui sembloit agir comme une espèce de gas sur les forces vitales.

On ne doit pas omettre , au sujet des pétéchies qui se montrèrent dans un très-grand nombre

---

lades ; que c'est là le *nec plus ultrà* de l'art, et que ni le temps, ni la sagacité, ni les efforts des observateurs , ne sauroient par conséquent nous en apprendre davantage. Il n'est certainement , dans cette manière de penser, rien qui doive surprendre ; tant de gens veulent *rapporter le vrai et le faux à leur suffisance* ! mais combien de ces détracteurs seroient embarrassés , s'il leur falloit justifier d'une étude suivie de chacun des autres signes, ou prouver qu'ils s'y entendent assez pour pouvoir se passer de celui du pouls ! Quoique même , en les supposant parfaitement instruits sur ces parties de la Seméïologie, on fut toujours en droit de leur demander, sur quel fondement ils prétendent fixer ainsi, à l'égard d'un signe dont la véritable valeur ne sauroit leur être bien connue, les bornes de la science et celles du talent ? Au surplus , j'ai cité dans quelques occasions aux élèves, la fable du voyageur du BOCCALINI , et ceux d'entr'eux qui se livreront à l'étude du pouls, doivent l'avoir toujours présente à l'esprit, afin que, lancés une fois dans la carrière , ils opposent constamment le calme et la froideur d'une indifférence dédaigneuse , au plât bavardage et aux petites niches de la troupe moutonnière ; qu'ils laissent chanter les cigales, sans jamais s'écarter de leur route, et s'assurent ainsi, avec la satisfaction d'atteindre au but , le juste prix de leur peine. (V. la traduction de la fable du BOCCALINI dans le tom. II des *œuvres complettes* de VOLTAIRE, *discours prélim. de la tragédie D'ALZIRE*, *pag.* 373.)

E

de maladies régnantes , qu'elles parurent plus
fréquemment encore dans le printemps ; mais
cette éruption , l'un des phénomènes ordinaires
des affections pituiteuses , étoit évidemment
sous la dépendance de la fièvre gastrique , et
s'effaçoit à mesure que le foyer des premières
voies, s'atténuoit par l'effet des émétiques et des
purgatifs. Ces pétéchies étoient, pour la plupart,
de forme lenticulaire , et de couleur brune plus
ou moins foncée ; dans quelques cas de fièvre
maligne , elles étoient purpurines , tirant sur le
livide, et entre-mêlées d'exanthèmes ; les évacuations alvines n'y faisoient rien ; tandis que j'ai
bien observé , que les malades attaqués de la
remittente gastrique , et qui avoient eu des cours
de ventre au commencement de la maladie ,
ont été exempts de pétéchies ; nouvelle preuve
que cette éruption étoit , comme je l'ai déjà
dit , sous le domaine du foyer gastrique. Tel a
même été , pendant un temps, le génie pour
ainsi dire *pétéchial* ou *pétéchisant* de cette constitution , que le moindre mauvais levain séjour-
nant dans l'estomac , suffisoit pour produire
une éruption de ce genre. Au commencement
de prairial , il nous vint à la clinique , deux

jeunes Citoyens tout couverts de pétéchies.
C'étoient deux frères dont le plus âgé pouvoit
avoir 15 ans. Celui-ci avoit, en entrant, de la
fièvre qui n'étoit pas sensible sur l'autre, et qui
disparut vers le troisième jour de son entrée.
Cette éruption s'est entièrement effacée dans
l'espace de cinq ou six jours, chez les deux
malades, sans autres remèdes qu'un bon régime.
Ils rapportèrent que leur père et un autre frère
qui étoit leur aîné, avoient la même maladie,
mais qu'ils n'avoient pas discontinué leurs tra-
vaux journaliers ; d'où quelques-uns étoient portés à croire, que cette éruption étoit l'effet de
quelque poison mêlé avec les alimens ; mais la
vérité est que cette famille très-pauvre, se nour-
rissoit mal, et que ces enfans presqu'abandonnés
à eux mêmes, s'etoient gorgés, en dernier lieu,
de ces mauvais alimens. Le poison venoit de la
stagnation de ces derniers dans l'estomac, et de
la constitution de l'air.

Le Citoyen Clos, dont il vient d'être parlé,
jeune Elève de beaucoup d'espérance, m'a rapporté dans le temps, que quelques prisonniers
autrichiens ou hongrais convalescens, et autres
personnes qui étoient entrées dans l'hospice uni-

quement pour se remettre de leurs fatigues,
avoient été pris subitement d'une colique mor-
telle, dont on n'a pu même soupçonner la
cause. A l'ouverture des cadavres, on a trouvé les
intestins sphacelés. Quelques détails sur l'état
du pouls de ces malades, eussent été à désirer,
sur-tout d'après les observations de MORGAGNI,
de SPIGELLIUS, de STOLL et autres, sur ce
genre de colique (1)

Il est encore à remarquer, au sujet des diarrhées survenues par récrudescence, en pluviôse
et ventôse, qu'elles n'ont pas discontinué de se
montrer dans les maladies de la fin du printemps,
et du commencement de l'été. On a fait cette

---

(1) (V. sa dissertation sur *l'analyse en médecine*). C'étoit
sans doute ici un *enteritis* (inflammation des intestins). J'ajouterai à ce sujet, qu'il en est une espèce dont j'ai vu un ou deux
exemples, qu'on pourroit appeller *enteritis occulte*, où il n'y a
ni ombre de fièvre ni le moindre ressentiment de douleur,
comme nous l'avons remarqué de la *péripneumonie latente* de
FRANK. (V. la note pag. 28). Cet *enteritis caché* paroît dépendre, assez souvent, d'une cause gastrique et putride, qui produit sourdement des *infarctus* des vaisseaux sanguins du canal
intestinal, lesquels sont bientôt suivis de gangrène, ou qui, frap-
pant de paralysie les nerfs de ces parties, y détermine de semblables *infarctus*, avec la même dégénération gangréneuse. Il est
assez probable que c'est un vénin septique des premières voies,
qui a produit une inflammation putride dans les intestins de ces
prisonniers, (V. encore FRANK, *loco citato*.)

observation sur plusieurs malades de la clinique et de l'hospice. Il est probable , que ces flux étoient entretenus par les variations et l'humidité de l'atmosphère , et peut-être encore par un reste de l'impression que les temps précédens avoient faite sur le tube intestinal , indépendamment de ce que pouvoit y ajouter l'influence de la saison.

Enfin, on a observé au mois de ventôse , tant dans l'hospice St. Eloy que dans l'hôpital militaire, beaucoup de gales critiques (1). De pareilles crises ne sont pas rares dans les fièvres intermittentes ; j'en pourrois fournir , en mon particulier , plusieurs exemples. Dans la maladie muqueuse dont ROÉDERER et WAGLER nous ont donné l'histoire , il est également question des gales critiques : il est assez naturel de penser , que la diathèse pituiteuse qui dominoit dans ces maladies , et la révolution du printemps qui a dû *l'activer* , ont influé en grande partie sur ce phénomène.

Telles sont , en général , les maladies qui ont régné pendant cette constitution sémestrée, dans

_____

(1) CLOS *locq citato.*

la commune de Montpellier. Il est évident, par l'énumération qui vient d'en être faite, et par les détails dans lesquels on est entré à ce sujet, qu'elles ont eu, pour la plupart, leur foyer dans les premières voies : on est, du-moins, fondé à assurer que le principe de ces maladies, depuis l'automne dernier jusqu'au printems suivant, a paru fixé sur l'estomach et sur les viscères du bas-ventre; aussi, se sont-elles accompagnées assez constamment, d'un pouls petit, concentré, inégal, en un mot *abdominal*, tel qu'il a été observé par plusieurs (1) sous des constitutions semblables, et d'un sentiment de foiblesse générale ou de l'abattement des forces, sans néanmoins aucun autre symptome d'une intensité correspondante, du moins dans le cas de non-complication (2). Les affections de la tête et du systême nerveux qui s'y sont jointes, ont eu, en partie, cette source primitive ; indépendamment de la disposition particulière, que le cerveau a emprun-

---

(1) V. ROEDER et WAGLER *de morbo muc.* où il est beaucoup question de pouls *abdominaux*, *pectoraux* ect.

. (2) Ceci peut servir à démontrer, que cet abbattement général, cette foiblesse radicale appellée vulgairement *prostration des forces*, n'est rien moins qu'un signe bien assuré de malignité, s'il n'y a pas d'autres mauvais signes.

tée de la constitution atmosphérique et de la saison, et qui a dû s'aggraver en appellant, en quelque sorte, sur ce viscère, les effets du délétère gastrique. La turgescence intestinale qui s'est montrée en automne et a reparu dans le printemps, est une nouvelle preuve de ce que nous avançons; l'orgasme ordinairement foible ou mou, a été plus ou moins actif dans ces maladies, selon les circonstances des temps passagers, des tempéramens, de la manière de vivre, etc.

Le génie des fièvres rémittentes d'automne, qui se fait toujours remarquer d'une manière plus ou moins sensible, dans le fond des maladies des saisons subséquentes (1); l'épaississement de la bile automnale combinée avec la pituite, sous l'influence des temps pluvieux et

_____

(1) HIPPOCRATE apportoit une attention particulière à la constitution de l'automne, par laquelle il commençoit son année médicale. Il en conjecturoit l'analogie qui devoit s'observer, entre les maladies de cette saison et celles des saisons suivantes, comme si ces dernières maladies étoient signées du type automnal. Les modernes doivent donc avoir, à son exemple, l'œil constamment ouvert sur cette grande époque morbifère de l'année, et sur la nature des maladies qui régnent dans le même temps; et les élèves ne sauroient, de leur côté, s'exercer, de trop bonne heure, à l'*investigation* de ces phénomènes et de leurs rapports entr'eux.

nuageux du commencement et de la fin de cette saison ; la dégénération de ces humeurs accumulées dans les premières voies ; l'impression de foiblesse, ou cette diathèse liée à une façon d'être analogue de tout le syſtême, que la constitution a introduite dans les viscères épigastriques, et qui a été d'autant plus marquée, que ces viscères sont, en général, foibles chez le plus grand nombre d'individus, dans ces contrées australes ; toutes ces circonstances ont dû fournir, comme autant d'élémens ou de causes, aux maladies régnantes.

Au mois de ventôse, l'orgasme, avons nous dit, a été plus vif dans les maladies ; ce qui peut être rapporté, soit à une dominance du bilieux sur le pituiteux qu'on croit avoir observée à cette époque, soit encore à l'influence du printems. Il est d'ailleurs connu, et je puis le certifier après une longue pratique, que depuis près de trente ans, la cause matérielle de la plupart des maladies aiguës, même en hiver, est un mélange de pituite et de bile, dont les proportions respectives, ne sont pas toujours en raison directe de la différence des saisons entr'elles. En général, néanmoins, beaucoup

de

de bile et moins de pituite en été & en automne,
et au contraire en hiver, plus de pituite et
moins de bile ; mais toujours suffisamment de
cette dernière, pour que l'humeur pituiteuse en
contracte une dégénération plus ou moins considérable, avec une mobilité corrélative ; aussi,
rarement ces maladies présentent-elles des froids
vifs dans l'invasion des redoublemens, et rarement il s'y mêle du véritable inflammatoire,
tel qu'on l'observe dans les fièvres de la constitution catharrale, qui régne tous les ans en
Angleterre, suivant GRANT, et dont les principales sont ordinairement la toux, l'érésipèle,
le rhumatisme, la dyssenterie, etc. qui lui
paroissent assez de la même nature (1).

RAYMOND de Marseille a également observé
du bilieux, outre le pituiteux, dans les maladies
d'hiver (2) ; et, ce qui n'est pas moins décisif,
on n'a vu dans ce sémestre, que très-peu de
maladies d'une marche lente ou prolongée,
comme l'est celle des fièvres vraiment pituiteuses,
quoique sous une constitution éminemment plu-

(1) (V. son traité des fièvres.)
(2) (V. son mém. *loc. cit.*)

F.

vieuse ou humide et australe ; à moins, toutefois, qu'on ne voulût rapporter à cette classe
de maladies, quelques cachexies qui ont été
notées en nivôse et en pluviôse, parmi celles
qui ont régné dans l'hospice. Je n'ai eu occasion,
en mon particulier, d'observer de ces maladies
d'une marche lente, tardive, que sur des enfans
ou de jeunes personnes du sexe, d'un tempé-
ramment mou, lâche, chez qui l'on sait que le
pituiteux domine pour l'ordinaire.

Mais la matière catharreuse n'a pas ordinairement, dans nos contrées méridionales, la
vive acrimonie qui la rend si funeste pour les
poumons en Angleterre. Ce n'est pas, cependant, que sous certaines constitutions, cette
matière catharrale ou pituiteuse, mêlée avec
plus ou moins de bile qui la corrompt et
l'exalte, ne puisse dégénérer en une espèce de
sérosité ichoreuse qui, portée sur les poumons, détermine de ces péripneumonies que
nous avons appelées *cachoëtes*, d'après BAILLOU,
et dont nous avons dit que nous avions eu quelques exemples, dans cette constitution. Quoi
qu'il en soit, les complications du nerveux ou
de la malignité que quelques-unes de nos mala-

dies ont présentées, n'altèrent point le caractère
essentiel que nous leur avons assigné, et qui
porte sur un état de saburre dans le systême
gastrique. Ces complications n'ont fait que va-
rier les accidens ou les formes de la maladie.
Or, ROEDERER et WAGLER remarquent très-
judicieusement, que les variétés dans une
même espèce de maladie, sont quelquefois si
considérables, soit par la diversité des causes
externes ou procathartiques et sur-tout par les
vicissitudes des temps, soit encore par la diversité des sujets, que cette maladie, non-seulement en revêt des formes différentes, mais encore
affecte ceux-ci d'une manière, et ceux-là d'une
autre (1); d'où, pour le remarquer en passant,
il est aisé de concevoir qu'une même méthode
de traitement, doit souvent être plus ou moins
variée ou modifiée, dans le cours des maladies
régnantes d'une même espèce.

Je ne puis donc admettre, d'après cette manière de considérer les maladies de cette consti-

---

(1) *Tanta vero unius ejusdem morbi, pro diversitate causarum externarum, temporum et subjectorum, interdum est varietas, quâ non ipse solum diversas facies induit, sed variè varios affi- cit, (de morbo mucoso.)*

tution sémestrée, dans leur foyer gastrique et dans les variations qu'elles ont présentées sous l'influence des temps passagers, je ne puis, dis-je, admettre de vraies *intercurrentes* parmi ces maladies; je ne pense pas même qu'on doive qualifier ainsi la petite vérole, quoique avec génie inflammatoire, puisqu'elle est essentiellement et incontestablement de la tribu des pituiteuses ou muqueuses, et que, d'ailleurs, cette maladie étant due à un principe différent de l'affection générale de l'air, ou à un virus contagieux, appartient à la classe des contagieuses, et par conséquent ne sauroit être comprise dans la liste des *intercurrentes*, mais seulement dans celle des *sporadiques*. En effet, et je dois le rappeller ici aux élèves, les vraies *intercurrentes* ne s'observent que pendant le règne des vraies épidémies; ce sont des espèces de *sporadiques* ou des maladies co-régnantes, c'est-à-dire, des maladies interposées dans le cours d'une épidémie, et qui ont plus ou moins de rapport avec elle, mais dont le règne est, pour ainsi dire, *temporaire*, eu égard à la durée des *épidémiques* ou des *stationnaires* de SYDHE-NAM, auxquelles appartient spécialement cette dernière dénomination, synonime avec celle de strictement *épidémiques*. Encore une fois, une intercurrente, quelle que soit sa durée et son intensité, ne sauroit être assimilée en aucune manière, à la strictement *épidémique*. Celle-ci est le produit d'un trouble inaccoutumé, d'une affection accidentelle, extraordinaire et soutenue de l'air, avec plus ou moins de météores ou d'intempéries graves, d'où résulte une fièvre ou maladie également extraordinaire, avec des formes nouvelles inconnues et plus ou moins multipliées, laquelle est comme le fruit propre de ces intempéries. Cette épidémique ne se déclare que plus ou moins de temps, après l'action de son principe générateur, et son développement, ainsi que sa marche, sont plus ou moins subordonnés à l'influence des intempéries passagères des temps présens, et au génie particulier de sa cause primitive, dont la source remonte à des constitutions antérieures (1); et cette cause,

---

(1) C'est ce que nous enseignent HIPPOCRATE, et les divers observateurs qui ont marché sur les traces de ce grand homme. *Morbi præsentes à præterita temporum conditione fluunt ; accipiunt verum etiam differentiam, à conditione præsentis ; quare utriusque oportet habere rationem.* (VALLES. in lib. VI épidém. HIPP. sect. 8, text. 25). *Multis morbis tam epidemicis quam*

venant à cesser, entraîne pour toujours la disparition entière de la maladie; tandis qu'une
intercurrente, est le fruit immédiat des qualités

---

*aliis, suum et proprium sœviendi tempus est ; falsò id imputatur
aëris per id tempus constitutioni, cum lateat causa in anteceda-
nei temporis devoluto in illo circuitu, et serie tempestates anni
copulante ; ideò* HIPPOCRATES *in prognosticis, bonas observatio-
nes habet morborum, qui temporis elapsi indolem testantur.*
(BAC. *silva silv.* centur. 4 , exper. 384). BAILLOU *observe
morem et ingenium morborum, ex observatione tùm antegressorum
tùm præsentium temporum facile repeti, et ad normam istam
dignoscendi, præsentiendi imò et medendi, momenta captanda
esse.* (Eph. épid. lib. 1 PROEM.) Voyez encore PROSPER
MARTIAN, RAMAZINI, SHORT, ect. et *Acroasis* de épid. et
cont. part. 4 de épid. rat. pag. 42 , 43 , 44 , 48 et seq.
  Cette considération des constitutions antécédentes, eut donné
à SYDENHAM, la solution d'un problème après laquelle il s'est
tant et si vainement fatigué, savoir, pourquoi dans la constitution très-réglée d'une année, et avec cette médiocrité corrélative dans les qualités sensibles de l'air, il régne des maladies
d'une marche inégale et de mauvais génie, et réciproquement
pourquoi, sous des constitutions annuelles très-déréglées, très-
anomales, on a des maladies d'une marche égale ou suivie, et
d'un caractère bénin. RAYMOND de Marseille observe dans son
beau mémoire (*loco citato*), que c'est faute de la part de cet
illustre praticien anglais, de n'avoir pas tenu un journal exact
de l'état du ciel ; il auroit vu, pour lors, que les années qui lui
paroissoient se ressembler par leurs qualités sensibles, différoient
néanmoins par ces qualités, des automnes ou des années précédentes, et que les années d'une constitution réglée qui ont
cependant été insalubres, ont succédé à des automnes ou à des
années déréglées. MOSCA (*dell'aria*), dont RAYMOND n'a pas
connu probablement l'ouvrage, avoit fait long-temps avant, le
même reproche à SYDENHAM. Il faut encore lire là-dessus, HIP-
POCRATE, *lib. de morbo sacro*, et sur-tout *de humor.* pag. 150
et 151; *de aëre locis et aquis,* et de *flatibus.* (CORNARO).

sensibles de l'air (1) ou de ses excès passagers, dans une saison quelconque, et que son invasion et sa marche dépendent absolument de ces derniers (2). En outre, l'épidémique emprunte

---

(1) Ecoutons là-dessus SYDENHAM, *.....Una quæque harum constitutionum genéralium propriâ ac peculiari sibi febris specie funestatur, quæ extrà illam nunquàm comparet ; cujusmodi febres idcircò STATIONARIÆ nobis audiunt.* Il ajoute ensuite au sujet de la pleurésie, de l'angine, ect... *Potest itaque fieri, ut sensibiles aëris qualitates, ad illas quidem febres producendas faciant, quæ in qualibet constitutione se exerunt, non vero ad istas alias quæ certæ alicui constitutioni, quasi propriæ ac peculiares existunt,* (observ. médic. sect. I, cap. II, pag. 2). On ne sauroit mieux distinguer, ce me semble, les vraies épidémiques, des intercurrentes et autres sporadiques. Ce grand praticien ne s'explique pas toujours si clairement sur ces matières. Du reste, FERNEL avoit déjà remarqué avant SYDENHAM, que les qualités sensibles de l'air ne peuvent rien dans la production des épidémies.

(2) D'après cette manière de considérer les vraies épidémies, qui est celle de la plupart des écrivains qui en ont le mieux traité, et sur laquelle on s'accorde assez généralement, il faut sans doute attendre d'autres preuves, que celles que rapporte le docteur MILLAR; médecin de l'hospice de *Westminster*, pour se persuader avec lui, qu'une comparaison des maladies épidémiques de différentes années, quel que soit l'intervalle de temps qui sépare ces maladies, puisse offrir une ressemblance marquée entr'elles; (observ. sur les maladies qui régnent le plus communément en Angleterre, extrait de la FISSE, recueil périod. de la société de santé, n°. 1, 2 et 3). Il y a lieu de croire que l'auteur entend ici par épidémiques, les *petites stationnaires*, ou les maladies amenées par les intempéries passagères qui surviennent dans la constitution d'une saison, ou par les qualités sensibles de l'air ; car il n'est pas vraisemblable que des vraies épidémies, dépendantes, comme nous l'avons dit, d'un désordre extraordinaire et durable dans l'atmosphère, ou d'une inversion dans les températures de l'air, que déterminent des

sa cause matérielle, des vapeurs ambientes, lesquelles suivent la marche de la végétation des plantes, ou l'état de l'évaporation de la terre, mesuré lui-même sur les divers degrés de l'ascension et de la déclinaison du soleil, selon quelques modernes, tels, entr'autres, que RAMAZINI et RAYMOND, dont l'opinion ne paroît pas différer de celle des anciens qui est la plus vraisemblable, et elle trouve sa cause formelle, dans les genres ou les espèces des intercurrentes; au lieu que celles-ci portent avec soi, leur cause matérielle et leur cause formelle. Dailleurs, les intercurrentes reposent, en quelque sorte, sur les épidémiques, et, indépendamment de la cause formelle que nous avons vu qu'elles leur fournissoient, elles déterminent encore la forme de leurs crises (1); ce qui exprime autant de rap-

---

combinaisons fortuites et inexplicables, puissent jamais reparoître les mêmes, comme SYDENHAM l'a avancé gratuitement, du retour périodique de ces épidémies. TARGIONI observe, que dans six siècles d'épidémies soit vraies *stationnaires*, soit contagieuses, on n'a pu trouver sur aucune espèce, dequoi avoir, même le soupçon qu'elle eût jamais reparu, ou soit revenue périodiquement. (V. *Acroasis* de morb. épid. et cont.)

(1) V. le Mémoire de RAYMOND). Prenez garde que ces vapeurs ne doivent pas être confondues, avec quelques exhalaisons de la terre, des mines, des volcans, les émanations que fournissent les corps des animaux et des végétaux, ou les miasmes et autres *efflu-*

ports

ports qui lient les épidémiques aux intercurrentes.

ves , ect. SYDENHAM admet des effluences invisibles et minéra-
les , pour cause matérielle des épidémies ; mais il a été combattu
victorieusement par SHORT ; KEIL fait résider cette cause dans les
émanations des astres , et les exhalaisons subtiles de la terre qu'elles
provoquent ; mais il ne paroît pas mieux fondé. Il est, d'ailleurs,
à remarquer , que c'est au commencement du printemps et vers
la fin de l'été ou en automne , que le soleil élève le plus de
vapeurs de la terre , et que ces deux saisons sont les deux grandes
époques morbifères de l'année , sur lesquelles est fondée la fa-
meuse *Dichetomie* ou division qu'HIPPOCRATE , suivi par
SYDENHAM , a faite des maladies , en *vernales* et en
automnales. On peut ajouter , que l'évaporation de la
terre , commence beaucoup plutôt qu'aux premiers jours
du printemps « depuis le solstice d'hiver jusqu'à celui
» d'été , (vers le lever du petit chien ou de *l'anti-canis*), les
» rayons du soleil donnant plus perpendiculairement, leur action sur
» la surface de la terre, acquiert de jour en jour une nouvelle force
» qui relâche , amolit , putrefie de plus en plus la glèbe ou le sol ,
» jusqu'à ce que le soleil soit arrivé au tropique où , avec la force
» d'un agent chymique , il resout les parties superficielles de la
» terre en leurs principes qui s'élèvent dans l'atmosphère ; (V.
Dict. enciclopéd. article *air.*) ce qui doit vicier de plus en plus l'air
Quoiqu'il en soit de cette explication, il est certain que les vapeurs ambientes qui s'élèvent en automne , sont plus pernicieuses que celles du printemps , ainsi que RAYMOND l'a très-bien
observé dans son mémoire.

Il faut savoir en même temps, que quoiqu'il semble prouvé
contre KEIL , que ni la conjonction ni l'opposition des planet-
tes, n'influe en rien sur l'origine et sur la propagation des maladies soit vraiment épidémiques , soit autrement populaires ;
quoique le Jésuite BELGRADO ait opposé aux observations et aux
assertions de R. MEAD , que la cause du retour des accès épi-
leptiques , n'est rien moins qu'en raison de certaines phases de
la lune, ou des rayons plus lumineux que cet astre nous réfléchit ;
quoiqu'enfin , plus anciennement FRACASTOR ait combattu avec

G

Enfin, l'épidémique non-seulement excite des
diathèses profondes dans nos organes, mais en-

---

avantage le système de GALIEN, qui subordonne la marche des
crises aux différens aspects de la lune, on ne peut, néanmoins,
se refuser à l'authenticité des faits, ou aux témoignages de plusieurs médecins célèbres, qui prouvent, de la part des astres,
une action plus ou moins vive sur l'atmosphère, laquelle s'étend
jusqu'à nos corps, d'ailleurs organisés de manière à entretenir
la relation la plus intime avec l'air, et d'autant plus, que ces
corps se trouveront dans des circonstances particulières, qui les
rendront plus sensibles à cette action.

Sans parler ici des observations D'HIPPOCRATE sur les équi-
noxes et les solstices, et sur le lever et le coucher de certains
astres, aucun observateur n'ignore que l'état du ciel influe, non-
seulement sur les dispositions du corps, mais encore sur celles
de l'esprit ; vérité bien connue des anciens, et qui se trouve
exprimée dans ces vers traduits du grec, qu'on lit dans
CICERON, (de incerto).

> Tales sunt hominum mentes, quali pater ipse
> Jupiter auctifera lustravit lampade terras.

Ceci rappelle le beau passage des Géorgiques de VIRGILE,
> Verùm ubi tempestas et cœli mobilis humor,
> Mutavere vias, ect.

PIQUER assure s'être convaincu, dans sa pratique, de la vérité de ce qu'avance P. MARTIAN, savoir, que la marche des
maladies chroniques suit les mouvemens du soleil ; en sorte que
ces maladies s'irritent, s'exaspèrent, aux époques où le soleil
passe, de son mouvement propre, d'un signe du zodiaque dans
l'autre signe, en parcourant l'écliptique, pour la formation de
l'année ; ce qui répond au 20 de chaque mois. (obras D'HIPPOC.
illustradas). CARDAN croit aux influences lunaires. P. MAR-
TIAN prétend que l'action du soleil détermine l'heure de la crise,
et l'action de la lune le jour de cette crise, (virtus solis est crisim
hâc vel illa horâ excitare ; virtus lunæ autem, hâc vel illa die).
Les livres des épidémies et des éphémérides de BAILLOU, sont
pleins de faits intéressans qui déposent de l'influence de la lune
et des éclipses, sur les altérations de l'atmosphère, et conséquem-

core elle s'accompagne d'une affection analogue
et permanente de l'air , qui constitue ce qu'on

ment sur les maladies. RAMAZINI , dans son histoire des fièvres
malignes pourprées qui régnèrent à *Modène* en 1692, 93 , et
94 , observe que la fièvre devenoit plus violente et plus meurtrière , dans les pleines lunes , et que ses ravages augmentoient
au temps de l'opposition ou de la disparition de cet astre. Il
ajoute, qu'une éclipse de lune étant survenue dans la nuit du 21
janvier 1693 , la plupart des malades moururent au moment
même de l'éclipse. J'ai rapporté quelque part , d'après LIND ,
qu'une éclipse totale de lune étant arrivée, en 1762, sur les côtes
de *Coromandel* , les Anglais établis dans le pays , qui avoient
actuellement les fièvres intermittentes ou qui en étoient guéris
depuis peu , éprouvèrent tous, le jour même de l'éclipse , le
retour du paroxisme. BALFOUR , Docteur en médecine et Chirurgien de la Compagnie anglaise des Indes orientales , a consi-
gné dans une dissertation , plusieurs observations qu'il a faites
dans *le Bengale* , et particulièrement sur les soldats d'un régi-
ment de *Cipaïes* dont il étoit le Chirurgien , lesquelles attestent l'influence la plus marquée de la lune ou de ses différentes
phases, sur la marche et le retour des accès des fièvres intermittentes bilieuses , qui régnent très-communément dans ces
contrées. AUBRI , dans ses *oracles de côs* , confirme par des
faits dont il a été témoin , cet influx de la lune sur les maladies.
Il prétend même avoir observé plusieurs fois, que les crises sont
toujours plus salutaires vers le temps de la première quadrature
de cette planette , et celui de l'opposition suivante , ainsi que
l'avoit observé GALIEN. CHAMSERU rapporte une foule d'exemples de cette même influence lunaire sur quelques affections de
la vue, dans un mémoire inséré parmi ceux de la société de médecine de Paris , où il cite souvent les expériences de WILSON,
sur *l'influence des climats sur les animaux et sur les végétaux.*
On doit encore lire sur cette matière , outre l'ouvrage très-connu
de R. MEAD , *de imperio solis et lunæ* , et ceux des divers auteurs qui y sont cités , une dissertation de SAUVAGES soutenue
dans la ci-devant université de médecine de cette Ville , et qui
a pour titre , *de astrorum influxu in hominem* , et l'art. *astre* de
l'encicl. in-4°.

G 2

appelle le *mode stationnaire*, espèce de satellite
des vraies epidémiques, qui plane, en quelque

Mais, pour revenir aux éclipses, on lit dans la vie de l'illustre
Chancellier BACON, que, dans les éclipses de lune, ce grand
homme, soit qu'il en fût prévenu ou non, tomboit dans une
espèce de syncope qui duroit tout le temps de l'éclipse, et ne
lui laissoit aucune incommodité. (*Analyse de la philosophie du
Chancelier* BACON, *avec sa vie*). Tout le monde connoît la fa-
meuse histoire de la femme de VARADES qui, au moment d'une
éclipse totale du soleil, tomba dans l'asphixie la plus allarmante,
dont elle ne revint qu'après que l'éclipse fut entièrement finie'
(BAILLON *epidem. et ephemer.* lib. 1).

Voilà des détails qui ne doivent pas être nouveaux pour les
élèves à qui je les ai communiqués, à diverses reprises, dans
mes conférences cliniques sur l'influence des astres dans les maladies, et sans y joindre d'autre explication. Quoique longs, j'ai
cru devoir les rappeler ici, afin qu'ils puissent les méditer et en
éclairer leur opinion sur cet objet. L'auteur d'un ouvrage plein
d'érudition qui vient de paroître sur *l'hygiène*, (le Professeur
TOURTELLE), semble porté à faire dépendre, du moins en partie, les phénomènes relatifs à l'influence des éclipses sur nos
corps, de la privation de la lumière. On peut croire que ces phénomènes tiennent encore à une autre cause, si l'on fait attention
aux angoisses et aux autres accidens, dont quelques personnes très-
nerveuses se sentent agitées, la veille d'un orage ou d'un grand
changement dans la constitution atmosphérique, qu'il leur arrive
souvent de prédire. Deux ou trois jours avant le tremblement de
terre de *Lisbone*, qui s'étendit jusqu'à *Cadix* et bien au-delà,
les habitans de cette dernière ville se plaignirent tous, d'un sentiment de foiblesse et d'accablement qu'ils ne pouvoient définir.
(J'ai parlé de ce fait dans mon *mémoire sur le climat de Montpellier*). Mais, pour avoir là-dessus des preuves encore plus direc-
tes, il n'y a qu'à lire dans BAILLOU, ce que ce grand praticien rapporte des changemens subits qui se firent remarquer,
avec des accidens terribles, inexplicables et inouis, dans les maladies, (indépendamment des apoplexies et des morts subites,
précédées de symptomes d'une espèce de suette anglaise, qui sur-

sorte , sur toutes les maladies intercurrentes ou
co-régnantes , et semble les tenir sous son domaine , en leur imprimant , pour ainsi dire , le sceau,
le cachet épidémique. Le mode stationnaire
affecté , comme on voit , aux strictement épidémiques , est donc une émanation du principe de
ces dernières , qui leur est lié comme l'ombre
l'est au corps.

Au contraire , les intercurrentes (1) ont leur

---

vinrent dans le même temps) , aux approches de l'éclipse mémo-
rable dont nous avons parlé à l'occasion de la VARADES. Les
médecins de Paris en étoient tout déconcertés. Les personnes ,
même non malades, tomboient tout-à-coup dans une sorte de
langueur, et sans cause manifeste sembloient près de rendre
l'ame, comme s'il y eût eu quelque démon pour agent. *Corpora
sana penè languebant jàm-jàm derepente , et sine causa manifes-
ta , quasi quodam agente dæmonio , agere videbantur animam.*
(Epidem. et ephem. lib. 1 , *constitutio* 4a.) Je n'aurois jamais
cru, ajoute BAILLOU , que de si grands troubles eussent pu être
l'effet de ces affections du soleil , de la lune, et du ciel. Il paroît
donc qu'il doit y avoir, dans ces sortes de cas, comme des symptômes précurseurs ou des espèces de *terrentia*, (si on peut s'exprimer ainsi,) dans l'atmosphère , lesquels consistent dans une sorte
d'agitation sourde ou d'affection *tacite* quelconque , correspondante au météore qui s'avance et arrive plutôt ou plus tard. En
effet , ce ne fut pas seulement la nuit de la veille de l'éclipse,
mais encore quelques jours auparavant, que ces phénomènes sur-
prénans se déclarèrent subitement dans les maladies régnantes.

(1) Remarquons définitivement au sujet de ces intercurrentes,
que, quoiqu'elles puissent être rangées, avec toutes les autres maladies co-régnantes, dans la classe de celles appellées *sporadiques*,
il y a, néanmoins, cette différence entre ces dernières et les

cause matérielle qui souvent revient périodiquement, et correspond à la constitution actuelle de
la saison qui la produit ; et, quoique renforcées

---

vraies intercurrentes, que celles-ci dépendent essentiellement
d'une affection générale de l'air ou de ses qualités sensibles, et
vont avec les épidémiques ; tandis que les sporadiques proprement dites, surviennent en tout temps et peuvent appartenir à
une cause différente d'une altération de l'air, comme nous l'avons
déjà observé des *contagieuses*, et qu'on peut également l'observer des *pandémiques* et des *endémiques*. A la vérité, ces dernières, (les *endémiques*), proviennent d'une affection de l'air ;
mais c'est ici une affection locale et fixe de ce fluide, sur laquelle
influent pour beaucoup, la nature du sol, l'exposition des lieux
et autres circonstances de ce genre. Les *pandémiques* peuvent aussi
être produites quelquefois, par une atmosphère chargée acciden-
tellement et plus ou moins-promptement, d'exhalaisons nuisibles,
malfaisantes ; mais cette cause, dont l'action est immédiate et
en quelque sorte palpable et s'exerce dans un espace plus ou
moins circonscrit, est absolument étrangère à la formation lente
et inconnue du vrai délétère épidémique de l'air, ou aux altérations générales, spontanées, et secrètes de ce fluide, d'où proviennent les vraies épidémies. D'ailleurs, on peut souvent prévenir
la cause de ces *pandémiques*, la diminuer, la détruire, ou s'en
défendre, au lieu que la cause des épidémies est inévitable, et
hors de toute atteinte de la part des malheureux humains, dont
elle afflige ou menace sans cesse l'existence. Le mot *sporadique*
est donc un terme générique, qui s'applique à toutes les maladies
régnantes, générales ou populaires, autres que les vraies stationnaires ou les strictement épidémiques ; ces distinctions sont
d'autant plus nécessaires, qu'on ne sauroit autrement se former
une idée juste, de ce qu'on doit entendre par grandes et vraies
épidémies.

HIPPOCRATE semble mettre une grande différence entre les
pandémiques ou les maladies populaires provenant de mauvais
alimens, et les mêmes maladies dépendantes des vices de l'air, ou
les vraies épidémies auxquelles personne ne pouvoit se soustraire,

de l'influence que cette dernière a sur celle de
nos quatre humeurs avec qui elle peut se trouver

---

tandis qu'on peut éviter les autres par un bon régime. Cependant, il comprenoit assez généralement les unes et les autres, sous le
nom de *pestilentes*, que la plupart de ses commentateurs traduisent
par celui *d'épidémiques* ou de *populaires*. Il faut croire, néanmoins,
que ce n'étoit pas sans raison qu'il distinguoit les unes des autres,
puisqu'en effet, elles ont une origine si différente. *Sunt autem*
febrium genera duo, quorum alterum commune omnibus, PESTIS *ad-*
pellatur ; alterum propter malam diœtam , privatim his contingit
qui câ utuntur (de flatibus, pag. 105, CORNARO). *Quando ab*
uno morbo multi homines corripiuntur eodem tempore, causam
ad id quod communissimum est , et quó maximè omnes utimur ,
referre opportet. Est autem hoc spiritus et aër quem inspirando
attrahimus. Manifestum est enim jàm, quod diœta unius cujusque
nostrum , causa non est, cum morbus omnes consequenter contin-
gat , et juniores et seniores , mulieres-que ac viros, ect. ect. (de
natura hom. pag. 118 CORN.) Il dit un peu plus haut dans le
même endroit , *morbi partim ex diœtis, partim ex spiritu quem*
attrahimus , vivimus , fiunt. Voyez encore de morb. lib. 3 , pag.
207. CORNARO. Voilà donc deux genres bien distincts de *pandé-*
miques , établis par le père de la médecine. Il nous a fait connoître le premier et a noté mieux que personne , les maladies occa-
sionnées par les changemens des temps, amenés ou par la succession des saisons , ou par la constitution atmosphérique de chacune
de ces dernières ; mais il a remarqué également, que c'étoit sur-tout
les changemens extraordinaires ou brusques de ces temps, ou les saisons déréglées, qui produisoient des maladies. *Mutationes tempo-*
rum pariunt morbos , præsertim maximæ. In temporibus magnæ
mutationes et in aliis. Il a aussi reconnu dans l'air des corpuscules vicieux, *aëris inquinamenta,* ce qui pourroit se rapporter aux
maladies contagieuses , et a bien observé les maladies *endémi-*
ques, (*morbi patrii*, comme il les appelle). Enfin , il nous a
appris qu'il falloit remonter aux constitutions précédentes, pour
trouver la raison des constitutions actuelles. En rapprochant
maintenant les divers passages D'HIPPOCRATE , que nous venons

en rapport, ces maladies ne sauroient avoir que
des modes fugitifs ou passagers comme la
saison dont elles sont les fruits, ou des *modes
faux* comparés aux *modes stationnaires* vrais,
ou à *l'épidémique*. Que si cela est vrai, comme
on ne peut le contester, de la constitution d'une
saison entière, à plus forte raison doit-il l'être
d'une constitution d'un mois, de quinze jours,
&c. Il est clair, en effet, que le mode qu'on
voudroit attacher aux maladies de ces constitutions, est à-peu-près nul, puisqu'il ne sauroit
appuyer sensiblement et d'une manière durable,
sur les maladies co-régnantes (il faut pourtant en
excepter la constitution automnale), et qu'il doit
céder plus ou moins aisément, au mode de la

---

de citer, il paroît hors de doute que ce Prince de la médecine, a
réellement distingué les sporadiques et les intercurrentes proprement dites, des vraies épidémiques, comme il a distingué ces
dernières des autres maladies régnantes générales.

On peut encore en déduire, qu'il ne seroit pas exact de comprendre sous le titre commun *d'épidémies*, et les vraies *épidémiques* dépendantes d'une affection générale de l'air, et les *pandémiques* qui proviennent ou de mauvais alimens, ou des miasmes et autres corpuscules nuisibles, qui vicient accidentelle-
ment l'atmosphère ; comme on peut le reprocher à quelques écrivains, notamment à un célèbre professeur de Pise (VACCA
BERLINGHIERI). Voyez son *Codice elementare di medicina pra-
tica*, tom. II, Pisa 1794 (v. st.).

constitution

constitution qui succédera plutôt ou plus tard ,
à la précédente , dans l'ordre naturel de la marche des saisons. Au lieu , je le repète , que le
mode *stationnaire* , constamment attaché à l'é-
pidémie , tourne incessamment et par une action
soutenue , durant tout le règne de cette dernière,
les maladies régnantes , au génie épidémique ,
ou les façonne à sa manière (1) : on a la preuve

---

(1) Je ne parle pas ici de deux modes stationnaires particuliers , découverts par RAYMOND , et dont l'un est appellé par ce
médecin , *mode mou* ou *station molle* , par rapport à la *station
forte* ou au *mode fort* , qui est le second mode ainsi désigné
par le même auteur, d'après ARÆTÉE et quelques autres. Il faut
lire là-dessus , son mémoire déjà cité. Je remarquerai seulement,
que chacun de ces *modes* , embrasse toute la période du cycle
lunaire ou l'espace de 19 ans , et que l'infatigable observateur
COTTE a trouvé une correspondance de température , entre la
première et la dernière année de chacune de ces révolutions lunaires ; observation qui rentre en quelque sorte dans celles faites,
d'ailleurs , et d'après lesquelles on peut penser , que la lune ,
pendant l'espace de temps qui s'écoule d'une révolution à l'autre ,
se trouvant, chaque année, à l'égard de la terre, aux mêmes
points où elle étoit 19 ans auparavant, c'est la cause que les
mêmes saisons sont ramenées presqu'avec la même température
ou les mêmes intempéries, et les mêmes phénomènes dans les
temps, durant le cours de chaque révolution périodique de cette
planette. Ce seroit donc de la somme de ses constitutions annuelles, correspondantes à la période lunaire , que résulteroient les
constitutions *Undévigesimales* de RAYMOND, dont il est bien à
désirer qu'on parvienne à confirmer les découvertes, comme il
pourroit être intéressant de s'assurer , si les différentes positions
annuelles de la lune à l'égard de la terre, ou les variations succes-
sives de la gravitation de cette planette, qui déterminent les vents

H

de ce que nous avançons ici, dans la constitution sémestrée qui nous occupe, et, dont les maladies ont toujours conservé plus ou moins leur caractère essentiel, (c'est-à-dire, le rémittent et le *pituitoso bilieux* avec le gastrique, et, en général, un pouls petit, concentré et foible, ou diminution sensible des forces, au commencement), à travers les épiphénomènes ou les accidens plus ou moins graves, dont ont pu les charger les intempéries passagères des temps, et qui n'ont dû être que d'une considération secondaire, relativement à la cause essentielle de la maladie, contre laquelle principalement a dû être dirigée la curation.

Cependant, il est des intercurrentes ou des sporadiques qui, eu égard à leur intensité, leur durée, et la multiplicité des individus qu'elles attaquent, peuvent être appellées, par extension, *petites stationnaires*, ou *petites épidémiques* par comparaison avec les vraies stationnaires qu'on appellera, pour lors, *Grandes épidémiques*, comme les ont appellées quelques auteurs, et l'on peut, sous ce rapport, leur

et autres météores, influent, en effet, par leur résultat, sur le *fort* ou le *mou* des deux longues stations mentionnées, et du degré de cette influence.

attribuer un petit mode stationnaire (1) ; il est , néanmoins, à désirer qu'on n'abuse pas trop de ces expressions qui tendent à embrouiller la science , en confondant des objets dissemblables sous une identité des termes désignatifs (2).

Nous avons vu ci-dessus , qu'il y avoit lieu à conclure de l'histoire circonstanciée des maladies de cette constitution , qu'elles étoient, en général, de la tribu , des *pituitoso-bilieuses.* Un autre corollaire non moins important, qui se déduit, comme de lui même, de ce qui vient

----

(1) *Atqui his perspectis, illud tandem constituere necesse est , esse annuos morborum pro nativá ordinatione tempestatum circuitus , quos ex ordinatá humorum in corpore et necessariá permutatione , periodicos , annuos , regulares , certos vocamus, esse graviores et multiformes , ex fortuitis tempestatum inversionibus et permutatá naturá , morborum constitutiones, symptomatis duratione , eventibus varias, eaque incerta prorsus ; sed cum inciderint,* MAGNA EPIDEMICA *nominari jure, et censeri, quæ nemo melius* HIPPOCRATE *declaravit, atque constituit.* (De epidem. et contag. Acroasis. 1782 , pag 49). GALIEN commentant HIPP. avoit déjà distingué les fortes épidémies ou les pestilentes , auxquelles il donne l'épithète de pernicieuses , *epidemiæ perniciosæ,* des épidémies moins graves qu'il appelle simplement *epidemoï, epidemii,* et des sporadiques. (V. *de vict. rat. in acut. lib.* 1 , *comment.* 1). Cette distinction des anciens revient à-peu-près, à celle notée par l'observateur anglais, qui, au surplus , nomme rarement des deux observateurs grecs. (V. note 1 , p 47.)

(2) On voudra bien considérer qu'on parle ici à des élèves ; que ces principes relatifs à la doctrine des constitutions , ne sauroient leur être ni trop fréquemment , ni trop longuement retracés ; et qu'enfin , les répétitions entrent dans le méchanisme de l'enseignement.

d'être exposé, c'est que la plupart de ces maladies reviennent tous les ans, et dans les mêmes
saisons de l'automne et de l'hiver ; tous les ans
dans ces deux saisons, nous avons les mêmes
maladies, ou à-peu-près, à traiter; toute la
différence consiste dans des complications ou
des modifications plus ou moins variées, que ces
maladies présentent quelquefois, et qui sont
l'effet des intempéries plus ou moins graves et
passagères de l'air, qui interviennent dans la
constitution des saisons mentionnées. C'est à
ces maladies annuelles, périodiques, que se rapporte principalement l'aphorisme D'HIPPO-
CRATE , *mutationes temporum maximè pariunt
morbos;* (aph. 1.er, sect. 3). Les épidémiques
de PLENCIZ , de STOLL , de GRANT , sont des
sporadiques plus ou moins étendues , ou de
petites stationnaires plus ou moins chargées
d'épiphénomènes, lesquelles se montrent périodiquement dans les différentes saisons de l'année,
à Prague, à Vienne, en Angleterre, tout
comme elles se montrent annuellement dans ce
pays-ci; mais dont ces épiphénomènes n'altèrent pas l'essence. C'est par les complications
de malignité, telles que nous les avons ci-devant

exposées, que nos fièvres, sans cesser d'être
des intermittentes ou des rémittentes gastriques,
ont paru ressembler, à beaucoup d'égards, à
la maladie du printemps qui régne en Angleterre,
que GRANT croit pouvoir assimiler à la fièvre
lente D'HUXAM, ou à la fièvre phlegmatique des
anciens, qu'il attribue à un épaississement bilieux ou à une bile âcre, épaisse, et pour ainsi
dire pituiteuse, qui croupit dans le systême
gastrique où elle devient comme rance, et
qu'il range, on ne sait trop pourquoi, dans la
classe des synoques non putrides ; quoiqu'il pa-
roisse que ce n'est guère qu'une fièvre pituiteuse
gastrique plus ou moins compliquée, et par
conséquent du genre des rémittentes, avec orgasme plus ou moins actif. Il est à remarquer,
je le répète, que ces maladies dont parle ici
GRANT, sont des maladies printanières, et qu'en
outre, la température en général tiède ou peu
froide, humide, et variable qui a régné cet
hiver jusqu'en germinal, a paru se rapprocher
assez de celle du printemps en Angleterre : l'hémitritée, la cholérique, la mésentérique, la
fièvre de Hongrie, ect. sont rangées de même
par GRANT, parmi les synoques, tandis que

d'autres praticiens les placent parmi les *Putrides
gastriques* ou *Gastrico-malignes* (1). Cette diversité de noms, donnés souvent à des fièvres
d'une même espèce, est nécessairement d'un
grand embarras pour les jeunes médecins, qui
ne savent auquel se fixer, dans la désignation
d'une maladie fiévreuse soumise à leur observation, ni à quelle classe la rapporter. Il me
semble, qu'en général, on néglige beaucoup
trop le type des fièvres; c'est pourtant, un sujet
d'observation dont on pourroit s'éclairer utilement dans ces circonstances, et dont il est à
désirer que les élèves se fassent une habitude.
En effet, la connoissance des types mène souvent à d'heureuses conjectures sur la cause et sur
son siége; elle est d'ailleurs fondée sur une
étude particulière des phénomènes, dans laquelle
rentre celle des règles élémentaires de l'art, auxquelles principalement sont consacrés les exer-
cices de l'éducation clinique (2). On devroit

---

(1) V. Traité des fièvres.

(2) Je l'ai dit une infinité de fois, d'après GREGORI, et il
faut le dire encore ; *l'observation est analytique*, comme *l'enseignement est synthétique*. Pour bien connoître une maladie et son
type, il faut, non-seulement savoir en démêler et saisir les phénomènes diversement entrelacés, pour ainsi dire, les uns avec

s'en tenir, une fois pour toutes, à ce que nous apprennent là-dessus les anciens, dont les ouvrages contiennent seuls les vraies *données* en ce genre. C'est pour s'être trop écarté de ces modèles, qu'on a tant multiplié les genres et les espèces ; à la vérité, quelques auteurs des plus modernes, semblent ne vouloir aujourd'hui que d'un petit nombre de fièvres, et ont proposé, en conséquence, des divisions qui se rapprochent davantage de celle des anciens, laquelle paroît, en effet, la plus simple et la plus naturelle. Tel est, entr'autres, le docteur JOHN MILLAR, qui croit ne devoir admettre que trois sortes de fièvres, savoir, la *fièvre putride* qui est toujours intermittente ou rémittente, (et cette dernière a été la plus commune, selon lui, dans tous les temps et chez toutes les nations), la *fièvre inflammatoire*, et *la fièvre mixte* dans laquelle sont combinés les symptomes des deux

_____

les autres, mais encore les prendre en quelque sorte, un à un, ou les isoler par la voie de l'analyse ; ensuite les rapprocher, combiner entr'eux les plus homogènes, en observer la marche, et en tirer les résultats. C'est cette méthode analytique suivie dans ses progressions, qui, comme le fil D'ARIANE, doit nous conduire dans le labyrinthe des maladies, nous guider dans la détermination des genres et des espèces, et nous fixer sur leur vraie nomenclature.

premières (1) ; division qui peut être loin encore
d'obtenir un assentiment général , mais qui , cependant , comme l'observe très-bien le digne
traducteur du médecin anglais , mérite la plus
grande attention de la part de tous les gens de
l'art, et qu'on pèse avec soin les raisons de
l'auteur.

Nous voici maintenant parvenus, au traitement
des maladies fiévreuses ou aiguës de cette constitution. Nous avons vu qu'en général , les diarrhées , les rhumes , et les catharres simples ou
sans fièvre , du commencement, avoient été
abandonnés à eux-mêmes ou avoient résisté ,
pour la plupart, aux moyens les plus appropriés,
et avoient persévéré constamment jusqu'en germinal; que même les diarrhées , après avoir
cessé dans le mois de nivôse, avoient reparu
dans les premiers jours du printemps, et s'étoient
prolongées jusqu'au commencement de l'été ;
mais il n'en a pas été de même des fièvres catharrales , avec, ou sans point de côté, qui,
ayant leur foyer dans les premières voies, ont
dû être traitées comme les gastriques ordinaires.

_____

(1) (V. l'ouvrage déjà cité).

En

En effet, un émétique donné au commencement,
lors même qu'il y avoit des crachats un peu
rouillés ; le kermès minéral placé souvent, autant qu'il nous a été possible, après le quatrième jour , et non dans les premiers temps de
crudité , ou durant les symptomes de vive irritation du commencement , comme on le pratique tous les jours , routiniérement, au grand
préjudice des malades ; un cathartique ou deux
tout au plus ; les vésicatoires appliqués sur le
côté affecté , etc. ont suffi pour la guérison de
la plupart de ces maladies, lesquelles se sont
terminées, le neuvième ou le quatorzième jour
au plus tard , ou par des sueurs , ou par des selles
ou par des urines chargées, et quelquefois encore
par une expectoration de matières cuites , et
plus ou moins colorées en jaune clair. C'étoit
ici bien évidemment , des espèces de pleurésies
ou péripneumonies secondaires , *consensuelles*
ou *symptomatiques* , que l'émétique a simplifiées
en grande partie , ou réduites presqu'au seul
état gastrique , et dans lesquelles la saignée n'a
dû être que rarement employée (1).

_____

(1) J'ai observé que dans ces sortes de fluxions de poitrine , la
première saignée, en rendant plus libre le cours du sang dans les

I

Un émétique donné le premier jour, à une citoyenne âgée d'environ 40 ans, qui se plaignoit d'une oppression de poitrine avec point de côté, toux plutôt sèche qu'humide, langue sale, bouche mauvaise, et fièvre, détermina, le soir même, une éruption érésipélateuse à la face, qui fit disparoître les symptômes de fluxion de poitrine.

Cette méthode curative a été puisée dans la nature, ou dans les écrits d'HIPPOCRATE et de ses Commentateurs, dans ceux de BAILLOU et de notre RIVIERE (1), et enfin, dans ceux de GUIDETTI qui rapporte, à ce sujet, divers passages des œuvres d'HIPPOCRATE, de PROS-PER MARTIAN, de BAILLOU, et autres grands Praticiens. Ce Médecin préfère même un émé-

---

vaisseaux pulmonaires, ou en facilitant le jeu de ces vaisseaux, produit quelquefois des stries sanguines dans les crachats, ou rouille ces derniers qui auparavant étoient simplement muqueux.

(1) *Vomitus biliosus et copiosus in principio pleuritidis, salutem prænuntiat, levata enim natura ab illá evacuatione biliosæ cacochimiæ, morbum facilius superat*, (Prax. med. lib. 7, cap. 2). Il est néanmoins important d'observer, qu'un vomissement bilieux abondant, survenant au commencement de la maladie, et précédé d'un *rigor*, est quelquefois très-fâcheux ou mortel ; ce *rigor* indiquant une inflammation d'autant plus considérable, que cet accident est lui même plus fort. (V. PASTA aph. HIPPOC. sect. VI, pag. 154, note).

tique antimonial à l'ipécacuanha (1), et le com-
bine dans plusieurs cas, avec l'oximel simple
ou avec l'oximel scillitique. STOLL, en traitant de cette maladie, cite les mêmes endroits
des œuvres de BAILLOU, et adopte entiérement
la thérapeutique de GUIDETTI, qu'il a également suivie, en grande partie, dans le traitement des fièvres bilieuses, en général, sans faire
néanmoins aucune mention de cet auteur; quoique STOLL ait infiniment mérité, en son particulier, de cette méthode, par l'étendue et le
perfectionnement qu'il lui a donnés.

Les fièvres rémittentes gastriques simples ou
non compliquées, ont été également traitées
par un émétique ou seul ou combiné avec
l'ipécacuanha donné au commencement, et
qui a suffi le plus souvent, sans qu'il ait été
nécessaire d'y joindre des cathartiques. Nous
n'avons pas été retenus par le gonflement, ni
par la tension souvent douloureuse des hypo-
condres ou de la région épigastrique, dans
l'administration du tartrite antimonié ; ces acci-

_____

(1) *Ad impetrandam vomitionum utilitatem , minus apta mihi
visa est radix ipecacuanhœ , quam antimoniale emeticum pru-
denter adhibitum.* (Diss. 2a *de Biliosá pleuritide ,* pag. 167.)

dens fondés , en grande partie , sur un état de
spasme que les matières saburrales dépravées
excitoient ou entretenoient dans ces parties ,
étoient , pour l'ordinaire , entièrement dissipés
par l'action du vomitif. Ces maladies se sont
complettement terminées , pour la plupart,
par des espèces de crises partielles qui ont
coïncidé avec les jours décréteurs , tels que le 4,
le 7 , le 9 et le 11 ; ce qui est allé quelquefois
jusqu'au 14 et au 17. Ces fractions de crise,
amenées successivement par des efforts heureux
de la nature aux époques mentionnées , attestent
la coction excrémentitielle qui a lieu dans ces
maladies, et que quelques auteurs, tels que PONCE
DE SANTA - CRUCE , HOFFMANN , ROBERT
médecin de Paris et autres, y ont reconnue. Ces
efforts ont porté le plus ordinairement sur les urines et les matières des selles, et à la peau, comme
aussi quelquefois , ainsi que nous l'avons remarqué auparavant , sur les poumons qui ont servi
comme d'émonctoire à la matière morbifique
qui y étoit, pour ainsi dire , montée des organes
des premières voies ; les poumons se trouvant
disposés, par l'effet de la constitution pituiteuse,
de manière à favoriser cette espèce d'*ascension*

de la maladie ou de la matière gastrique. Les élèves de la Clinique ont été journellement témoins de ces faits ; ils m'ont vu, après un premier émétique ou cathartico-émétique, me borner à l'observation des phénomènes, sans que des délires obscurs, des assoupissemens qui sembloient annoncer des parotides, des redoublemens forts, m'ayent jamais distrait de cette expectation, tant que les bons signes me paroissoient l'emporter sur les mauvais ; et ils ont eu par-là l'avantage inappréciable, d'observer et de suivre, d'un bout à l'autre, la *Constitution* naturelle d'une maladie, sur laquelle on ne sauroit avoir que des notions très-fausses, avec cette médecine agissante qui dénature, défigure tout aux yeux de l'observateur (1).

_____

(1) Il paroît qu'on est bien revenu aujourd'hui, de cette espèce de *Polipharmacie* ou de *Policatharse*, dont on étoit si ridiculement et si fortement engoué, il n'y a pas encore très-long-temps, dans certains pays, qu'il falloit bon gré ou malgré purger, sinon tous les jours, du moins de deux jours l'un, *saltem alternis*, dans toutes les aiguës indistinctement ; sans quoi, *point de salut*, suivant la décision des Pères de cette médecine stercoraire. En effet, tout médecin nourri de bons principes et qui est de bonne foi, conviendra sans peine, que beaucoup de ces maladies peuvent guérir d'elles-mêmes, ou avec très-peu de remédes ; et il y a lieu d'espérer, que la tourbe se laissant entraîner par le torrent de l'exemple, les malades ne seront plus *abreuvés*, comme auparavant, *du fiel des purgations*. Au mois de prairial dernier (an 5),

Je me crois donc fondé à avancer en mon particulier , contre les assertions immodérées de BAGLIVI et de STOLL , que plusieurs de ces

---

un élève, âgé d'environ 22 à 23 ans, entra dans la Clinique , pour un crachement de sang qui l'avoit pris la veille ; il avoit une fièvre assez vive qui avoit débuté par quelques frissons vagues , et qui redoubloit tous les soirs sans froid marqué , en s'accompagnant d'une toux fréquente avec des crachats très-sanglans et abondans, et de mal de tête ; il n'éprouvoit, d'ailleurs , d'autres sensations dans la poitrine , qu'une chaleur ou irritation qui s'étendoit jusqu'à la gorge. J'appris du malade, qu'il avoit craché, autrefois un peu de sang, que sa poitrine étoit foible, qu'il avoit donné dans quelques excès , outre celui de l'étude, et qu'il se sentoit mauvais goût dans la bouche. Je crus ne devoir pas encore me décider pour la saignée , et me contentai de mettre le malade , à l'usage d'une simple tisane d'orge et des crêmes de ris à l'eau qui lui servoient de nourriture. Le 4, les crachats furent beaucoup moins sanglans. Le 7 , ils étoient à peine rouillés , la fièvre avoit notablement diminué, les urines étoient chargées. Je prescrivis , néanmoins , un looch pour calmer un peu la toux, qui étoit encore assez incommode ; le 11 , plus de sang dans les crachats qui étoient simplement muqueux et cuits en partie ; il y avoit très-peu de toux et presque point de fièvre ; la peau étoit souple avec chaleur douce; le pouls s'arrondissoit avec un peu de mollesse et touchoit à l'apirexie. Je permis un bouillon gras épaissi par de la purée, et des biscuits, *langue de chat*, trempés dans l'eau à peine rougie de vin vieux. Le 15, le malade est sorti parfaitement guéri, sans avoir été ni saigné ni purgé, ni avoir pris d'autres remèdes que le looch, deux lavemens simples , et la ptisane d'orge que je fis aiguiser , vers le huitième jour , d'une pointe de kermes minéral, dans la vue de soutenir l'expectoration. Les conclusions qu'on peut tirer du traitement , de la marche et de la terminaison de cette espèce d'hœmophtysie catharrale - gastrique , s'indiquent assez d'elles-mêmes, pour que je sois dispensé d'y joindre aucune réflexion. Du reste, ce n'est pas la seule cure de ce genre que j'aurois à rapporter , s'il en étoit besoin.

fausses rémittentes gastriques dont nous parlons, et qu'on sait émaner bien souvent des inter-mittentes ou en recéler le principe, sont sus-ceptibles de coction excrémentitielle ou d'une espèce de résolution équivalente, qui se fait par parties et à des époques déterminées, les-quelles méritent d'être surveillées et respectées par l'observateur ; quoiqu'en disent ces auteurs célèbres, et ceux que le despotisme du préjugé a pu rendre leur écho sur cet article. C'est ainsi que chaque accès de fièvre intermittente, amène après soi des évacuations assez avantageuses, pour qu'elles soient regardées comme autant de crises, par HIPPOCRATE lui-même (1). Qu'on considère d'ailleurs, que le grand attelier, le siége principal de la *faculté concoctrice*, est placé dans l'*épigastre*, ou autrement, que les divers organes qui composent le systême gastri-que, sont doués, à un degré très-éminent, de cette faculté dont l'exercice et l'énergie sont favorisés par leur situation dans une des sources principales de chaleur, de mouvement et de vie, (ou un des centres de vitalité) ; qu'on s'ar-

(1) *Quibus in febribus quotidie rigores fiunt, quotidie febres sol-vuntur,* (aph. sect. IV, aph. 63).

rête un moment à cette considération , on sera
certainement forcé de reconnoître , que cette
faculté s'applique à la coction de la matière
d'une maladie, dont le foyer occupera le systême de ces organes ; coction qui doit s'étendre
encore à l'affection que ces derniers auront
éprouvée,de l'action du principe de cette maladie,
ainsi qu'il arrive aux organes des autres cavités.
En outre, ce qui vient d'être remarqué de la
solution de nos rémittentes simples , semble rendre très-probable ce que nous avons dit de la
diathèse particulière et accidentelle des viscères
épigastriques , considérée comme étant , dans
plusieurs de ces cas, le vrai principe ou la cause
principale , dont les congestions saburrales et
leur dépravation ne sont que l'effet ; ce qui peut
dépendre également d'autres causes que des
constitutions météorologiques, notamment des
affections de l'ame. Comment concevoir autrement, que cette matière putride croupissant
dans les premières voies, pût être muë , tra-
vaillée , et jettée en tout ou en partie au déhors
et à des époques déterminées, si ces accidens
n'étoient subordonnés à des révolutions ou à
des changemens opérés par le principe de vie ,
dans

dans la façon d'être du systême organique de
ces parties ? Le travail, les mouvemens qu'é-
prouve, à des jours fixes, cette manière inerte,
pourroient-ils avoir lieu sans l'influence de ces
actions organiques ? Eh ! peut être, que l'effet
avantageux de l'émétique placé au commencement de ces maladies gastriques, ne consiste
pas seulement dans une évacuation de sucs gastriques salivaires, pituiteux ou bilieux, plus ou
moins cruds, mais encore dans un changement
avantageux qui en résulte, dans le mode d'affection ou dans la diathèse des viscères épigastriques, principe de la maladie, et, par réaction
sympathique, dans tout le systême ! Au surplus,
il ne faut pas oublier, que cette diathèse doit
être effacée par la coction critique, ainsi que
nous l'avons vu plus haut.

Lorsque vers le 9 ou le 11 la fièvre continuoit
d'être vive, soit dans les catharrales, soit dans les
purement gastriques, avec rémission notable
dans les intervalles des redoublemens, et
qu'il n'y avoit, d'ailleurs, aucune apparence
ni de crise ni de diminution prochaine dans
les symptomes généraux, j'en venois au purgatif
que je répétois une seconde fois, si l'état des

K

choses me paroissoit l'exiger, et passois ensuite
au kina, sans lequel les maladies ou se prolon-
geoient, ou se changeoient en intermittentes,
ce qui étoit une terminaison favorable, ou ris-
quoient de prendre une tournure fâcheuse ; sur
quelques malades, la fièvre intermittente a paru
affecter, en dégénérant, le type de continue
double tierce ; chez d'autres, celui d'hémitritée
(1) que je crois, ainsi que je l'ai déjà dit, y avoir

(1) Je hasarderai ici mon opinion au sujet de l'hémitritée.
J'ai vu dans un automne, traiter plusieurs maladies appellées de
ce nom, avec le kina qu'on se pressoit de donner après un émétique et un ou deux purgatifs, tant on redoutoit le *pernicieux*
qu'on croyoit voir dans les symptomes. Quelques malades en
étoient guéris complettement ; d'autres en éprouvoient une
exaspération des symptomes ou un météorisme du bas-ventre ;
d'où j'ai d'abord conclu que, du moins chez les premiers de ces
malades, l'hémitritée résultoit de notre rémittente fausse ou
d'une fausse continente, et d'une intermittente tierce ; d'ailleurs,
les fièvres dominantes étoient des intermittentes et des rémittentes, qui avoient également régné en été ; et je crois m'être
bien assuré depuis, que la plupart de nos hémitritées d'été et
d'automne, sont de ces fausses hémitritées, ou des espèces de
Proportionnées de TORTI, et non des *hémitritées légitimes* de
quelques auteurs, combinées d'une continue continente vraie,
et d'une intermittente tierce : le médecin a donc pu guérir, par
le moyen du quinquina donné de bonne heure, ces fièvres dou-
bles ou *composées*, en tant que radicalement périodiques l'une
et l'autre, et *faire*, comme on dit, *d'une pierre deux coups* ;
d'autant mieux, que dans ces fausses hémitritées, mal observées la plupart du temps, il arrive quelquefois que la quoti-
dienne ou continue rémittente, s'efface de jour en jour ou dis-
paroît, et que la seule intermittente reste. Mais, suivant le

observé quelquefois, en mon particulier. Si cette dégénération survenoit au commencement, il falloit se hâter d'en venir au kina, si rien ne s'opposoit à son usage; mais lorsqu'elle se déclaroit plus tard, par exemple, vers le onzième ou le douzième jour de la maladie, on a dû suspendre l'administration du fébrifuge, jusqu'au quatorzième ou après, et on en conçoit aisément le motif (1); on a pu observer encore, de temps

---

sage conseil de Torti, il faut, dans ces cas, se presser de donner le kina, afin de prévenir l'inflammation ou la vraie continuité qui pourroit survenir; il faut ne jamais perdre de vue l'époque ordinaire de ces dégénérations, dans les fièvres intermittentes à qui ces hémitritées semblent appartenir d'origine ou par le principe de périodicité. (V. la note suivante). Il faut enfin, considérer la saison dans laquelle on se trouve, si c'est en été ou en hiver, ce dernier étant contraire aux hémitritées. C'est ainsi qu'on a guéri avec le kina, des maladies de ce genre très-dangereuses. (V. Torti *therap. special. lib. V.)*

(1) Ces fièvres, qui, ainsi qu'il a été dit, proviennent souvent ou d'une rémittente fausse ou d'une intermittente dégénérée en continue, s'associent assez ordinairement une irritation des viscères du bas ventre, qui tient plus ou moins de l'inflammation. Cet accident, ayant coutume de se déclarer vers le cinquième ou le septième paroxisme fébrile, il est prudent d'attendre jusqu'au quatorzième jour ou après pour donner le kina; ce remède administré avant cette époque, pouvant faire une impression funeste sur les entrailles: en outre, DE HÆREDIA observe très-à-propos, que le quatorzième jour est ordinairement l'époque d'un grand changement dans ces maladies, en s'accordant avec P. MARTIAN, à remarquer contre GALIEN, qu'on doit compter ici par jours et non par accès, *si per dies accessiònes* HIPPOCR. *acciperet, quem ad modum interpretatur*

K 2

en temps , parmi nos fièvres remittentes gastriques , d'autres fièvres *Composées* , lesquelles se

---

GALENUS , quatuordecim accessiones cavendæ essent , quæ in febre tertiana in diem vigesimum septimum inciderent ; quod HIPPOCR. consilio alienum esse apparet. (PROSP. MARTIAN , épidém. lib. VII , p. 259 , vers. 270. Voyez encore *Prædict. lib. 1 ,* pag 340 , vers. 388) De HÆREDIA en dit de même , (*syngt. de feb. tertiana*) , ce qui prouve, en même temps, qu'il est des circonstances où l'on doit compter par jours et non par accès , et modère les assertions un peu hasardées de CELSE , (*Cap. 4 de cur. divers. gener.)* Ici revient ce que nous enseigne HIPPOCRATE , au sujet de la dégénération des intermittentes et des rémittentes fausses, en continues vraies ou en malignes ..... *Ab iis cavere opportet ad decimum quartum usque ; hujusmodi autem morbos quintus, septimus et nonus indicant.* (Lib. 7 épid.). Voyez encore les commentaires de PROSPER MARTIAN , et DE HÆREDIA , (*syntag. univers. de febre tertianâ* pag. 206 , sect V). Dans la seconde constitution de *Thase* , il est dit, qu'après un hiver froid, aquilonien et humide , et un printemps également froid, aquilonien, humide et nébuleux, suivi d'un été peu chaud , (*nequè admodùm æstuans æstas*), il y eut en automne, entre autres maladies, des synoques putrides bilieuses gastriques , modérées , beaucoup de fièvres intermittentes tierces exquises, quoique laborieuses ou pénibles , (*laboriosæ*), des quartes , des quotidiennes nocturnes , (c'est-à-dire, dont les accès survenoient pendant la nuit), et des hémitrithées. Les synoques putrido-bilieuses, gastriques , modérées, que je soupçonne avoir été de nos fausses rémittentes gastriques, ou se jugeoient entièrement, ou dégénéroient en intermittentes le dix-septième jour, suivant VALLESIUS, ou le quatorzième selon PIQUER. Les tierces intermittentes dont parle ici HIPPOCRATE , ont présenté quelques circonstances particulières dont il résulte, 1°. que souvent ces fièvres (les tierces *exquises*), marchent avec beaucoup d'ordre ou de régularité, jusqu'au 4e. accès , époque à laquelle celles de ces fièvres qui tendent à la malignité, manifestent cette tendance par des symptomes très-graves ou allarmans, au lieu que celles qui ne doivent pas subir

rapprochent plus ou moins des *sous-continues*,
des *subintrantes*, et des *tierces continues* qui,
au surplus, ne doivent pas être confondues avec
les tritæophies (1). Ces fièvres, qu'il n'est pas
rare de rencontrer dans la pratique, sont, le
plus souvent, des dégénérations de nos fausses
rémittentes ou des intermittentes, qui surviennent
plus fréquemment qu'on ne pense, en automne,
lors, sur-tout, que la fièvre intermittente est

cette fâcheuse dégénération, ne s'accompagnent, à l'époque
mentionnée, d'aucun mauvais symptome, et sont celles qui
doivent le plus rassurer pour les suites ; observation confirmée
par WERLHOF, dans son excellent ouvrage sur les fièvres, et
avant lui par l'espagnol GOMES PEREIRA, dans celui qu'il
a publié sur la même matière. (Voyez encore TORTI pour les
signes, *Ther. spec.*) 2°. que suivant le génie particulier de la
constitution, ces tierces exquises peuvent se terminer ou
se juger parfaitement, dans un terme beaucoup plus court que celui
de sept accès ou de quatorze jours, comme il est observé
par HIPPOCRATE, qu'elles ont été jugées au sixième jour, dans
cette constitution de *Thase*, et sans rechûte, quoique laborieuses.
Ce qui donne lieu à PIQUER de remarquer ; combien il est
important pour le praticien, d'avoir toujours présente à l'esprit
la constitution actuelle. (V. *las obras. D'HIPPOCR. illustradas*).
Du reste, quant aux fièvres dont nous avons parlé ci-dessus,
dans lesquelles il faut attendre au quatorzième jour ou après,
pour donner le kina, il peut être nécessaire d'anticiper l'administration du fébrifuge, s'il se présente un grand danger dans la maladie,
ou des symptomes de fièvre très-pernicieuse. Ce sont ici de ces
vérités de pratique, qu'on ne sauroit trop inculquer aux élèves. au
surplus, tout ceci se lie naturellement avec ce qui est dit dans
la note précédente.

(1) Les *Tritæophies* diffèrent, suivant RAYMOND FORTIS, des

stationnaire, comme elle l'est souvent dans ce pays-ci et dans cette saison, et dont le caractère échappe facilement, si on n'est tenu sur l'éveil ou familiarisé avec la connoissance des types. J'ai été moi-même déçu plus d'une fois, dans ces circonstances, soit par une inattention que je me suis long-temps reprochée, soit par des apparences spécieuses dans la marche de la maladie, soit peut-être encore par ma vue trop bornée, et mes traitemens n'ont pas été heureux. Puissent les jeunes médecins qui me liront, profiter de mes fautes, et de mes malheurs (1)!

---

tierces continues, en ce que dans les premières, il y a *rigor* au commencement des exacerbations; ce qu'on n'observe pas dans les secondes.

(1) C'est sur-tout ici qu'une connoissance exacte du jour médical ou du premier jour de la maladie, est d'autant plus nécessaire, qu'elle est un des grands régulateurs de la science du prognostic; mais pour en faire une application convenable, il faut auparavant être bien fixé, sur les différentes époques de ce premier jour. HIPPOCRATE et GALIEN s'accordent bien, quant au temps où doit être pris le commencement d'une maladie, qui est celui où une personne s'est sentie bien décidément attaquée du premier *insultus* de la fièvre, où a éprouvé les premières atteintes de la maladie; mais ils diffèrent sur le vrai jour médical. HIPPOCRATE le prend dans le jour artificiel, ou dans le temps de la lumière qui est déterminé par le lever et le coucher du soleil, suivant la façon de compter la plus vulgaire. GALIEN veut ce jour médical de 24 heures, c'est-à-dire, celui qui comprend le temps que le soleil met à faire une révolution autour de la terre, ou, ce qui est plus exact, le

Ces fièvres composées , toujours mêlées,
comme on sait , de plus ou moins de danger,

temps que la terre emploie à faire une révolution autour de
son axe ; ce temps comprend le jour et la nuit; c'est le
Nycthemeron des Grecs , et le commencement de ce jour est
pris indifféremment par les Astronomes, à minuit ou à midi.
GALIEN, en préférant le jour astronomique, n'y a été déterminé
ni d'après l'expérience , ni d'après la doctrine D'HIPPOCRATE
dont il s'écarte , au contraire , sur ce point comme sur beaucoup d'autres , mais parce que ce calcul s'accommodoit mieux
avec son système sur les jours critiques.

Suivant donc HIPPOCRATE , dont la doctrine a été suivie et
révérée jusqu'ici par les plus grands médecins de tous les âges ,
le moment de la journée, quel qu'il soit, où une personne
tombe malade, (et rarement c'est le matin, comme l'observent P. MARTIAN et autres), compte pour le premier jour ou
le jour médical , et pour un jour entier, et la nuit qui succède
à ce même jour , appartient au jour suivant. On compte ensuite
les autres jours après ce premier , depuis le lever jusqu'au
coucher du soleil, à l'ordinaire. HIPPOCRATE s'embarrassoit peu
de l'heure de la journée où le malade commençoit à se plaindre ;
il lui suffisoit que ce fût dans le courant du jour , ou pendant
que le soleil étoit encore sur l'horison. En effet, comme l'observe très-bien ZUINGER , le temps médical se mesure par le
mouvement médical, c'est-à-dire , par les mouvemens que le
médecin observe sur une personne malade ou bien portante, et
sur lesquels il se régle pour ce qu'il a à faire. Ces mouvemens
correspondent jusqu'à un certain point, avec les mouvemens
célestes , et il est probable que la présence de la lumière y entre
pour quelque chose. *Tempus medicum est numerus motus medici,*
quem scilicet in ipso corpore observat , à sanitate morbo-ve pen-
dentem , ut secundum illum operari possit , (in HIPPOCR. pag.
208 et 209 , *temp. medic.).* Ainsi, le premier paroxisme survenant , par exemple , à six heures du soir , le soleil éclairant
encore l'horison, on compte de ce moment, comme il vient d'être
dit, le jour médical lequel finit à la nuit ; car ce moment, cette
heure du jour, comprend en soi la vertu des heures de la journée qui

et provenant originairement d'intermittentes ,
rentrent avec nos gastriques simples , dans la

---

ont précédé , et amené le commencement de la chaîne
des mouvemens, qui doivent composer la période entière ou la
Constitution de la maladie. Ce premier paroxisme ou premier
mouvement, doit ensuite se lier avec le suivant, comme le
premier ternaire se lie avec le premier quartenaire, pour établir
la vertu du septième , dans la supputation des jours critiques ; car
ce premier ternaire comprend en soi la vertu des deux jours
précédens , et va se confondre avec le quartenaire qui
suit , comme nous venons de voir que le premier paroxisme ou
premier mouvement, étoit chargé ou renforcé de tous les mouvemens qui avoient précédé, pour se lier avec le second mouvement ou le mouvement suivant. Sur quoi il convient d'observer,
que ces jours , ces mouvemens n'empruntent pas leur force ou
vertu, de leur série ou de leur numérique, mais d'un principe
qui nous est inconnu et qui tient peut être aux loix générales
de cet univers.

Et à l'égard de la nuit qui succède au premier jour ou au jour
médical, et qui doit être mise , selon HIPPOCRATE, sur le
compte du second jour ou du lendemain , on peut remarquer
que, suivant l'observation journalière ; la nuit étant calme,
tranquille, dans le cours d'une maladie, le jour qui suit est
également calme ou sans orage, *et vice versâ*. Ce qui semble
prouver , qu'en effet, cette nuit appartient au jour qui suit, et
non à celui qui précède.

Suivant GALIEN , une personne tombant malade , par exemple vers les cinq heures du soir, il faut attendre jusqu'à la même
heure du lendemain , pour qu'il y ait 24 heures ou pour avoir
le jour médical, d'où l'on voit que tout le temps du premier jour
qui s'est écoulé depuis le lever du soleil jusqu'à cinq heures, se
trouve perdu pour ce jour. En outre , HIPPOCRATE , parlant des
phénomènes que les malades dont il rapporte l'histoire, ont présenté chaque jour , soit le matin , soit le soir , comprend également ces deux époques du jour , sous la même unité, ou
comme appartenant à un seul et même jour et comptant pour
tel, au lieu de prendre le commencement ou la fin du jour pour

classe

classe générale des *rémittentes vraies*, lesquelles
ont à leur tête celles qui émanent des *continuës*

---

une partie, et le commencement ou la fin du jour suivant,
pour une autre partie, et former des deux, le jour de 24 heures
ou le jour médical, comme font les GALENISTES.

Ce n'est pas, cependant, que la manière de compter D'HIP-
POCRATE ne présente des difficultés. On peut sur-tout, lui opposer l'argument tiré des crises qui arrivent à des jours pairs ;
mais HIPPOCRATE, et plusieurs écrivains l'ont déjà remarqué,
nous apprend lui-même qu'il a observé de bonnes crises aux
jours pairs, et de mauvaises aux impairs. *Tous les jours d'une ma-*
ladie, a dit SOLANO, *sont les jours de la nature.* (V. mon
Essai sur le pouls), et il n'est point de médecin raisonnable qui
n'en soit persuadé. Personne, cependant, n'osera nier que ces
crises n'arrivent le plus ordinairement aux jours impairs, et que
ce ne soit même les meilleures. C'est ici une vérité démontrée
pour tous les bons observateurs, et elle suffit sans doute pour
qu'on doive respecter les dogmes que nous a transmis sur ce point
important, le père de la médecine et de la doctrine des crises.

Dans la peine qu'on a à concevoir, que le court espace de
temps qui s'écoule depuis cinq heures du soir, (heure des exemples cités), puisse constituer un jour médical ou un jour con-
sidéré dans toute son intégrité, il seroit satisfaisant pour l'esprit, de pouvoir étendre la soirée de ce premier jour, jusqu'à
une certaine heure de la nuit, par exemple jusqu'à minuit, en
faisant commencer le second jour et les jours suivans, à cette
même heure ; mais il est évident qu'on tomberoit pour - lors,
dans le jour astronomique ou de 24 heures, qui commence indifféremment à minuit ou à midi, et par conséquent dans l'hypothèse de GALIEN, rejetée de tous les médecins Hippocrati-
ques ; ce seroit, en même temps, aller contre le sens ou contre
le jour D'HIPPOCRATE, qui finit là où la nuit commence,
(*factus est vesperi unus dies*, dit la *Génèse*), et prendre en
proportion, sur la nuit qui appartient au jour suivant ; ce qu'on
ne doit pas se permettre trop légérement. Sans doute c'est un
phénomène peu susceptible d'une démonstration de logique, que

L

continentes, et appartiennent plus au systême veineux qu'au systême gastrique ; ce qui est le contraire des remittentes ordinaires. Sur quoi l'on peut être surpris, que MORTON n'ait pas mieux distingué qu'il ne l'a fait, les continuës vraïes ou les synoques, des rémittentes lesquelles forment une classe distincte et séparée, dont BUCHAN, (*Med.ne domest.*) a voulu mal-à-propos faire un genre particulier (1). J'ai vu

ce jour médical, tel que l'à établi le fondateur de *la médecine ;* mais quoique la raison ne puisse atteindre matériellement, si on peut s'exprimer ainsi, à un fait, elle ne sauroit, néanmoins, se refuser à l'existence de ce fait. Eh ! combien d'autres faits également incompréhensibles et incontestables, ne présente pas le corps vivant ? C'est ici, en quelque sorte, le monde intellectuel de l'économie animale. La philosophie D'HIPPOCRATE n'offre guère, d'un bout à l'autre, qu'un tissu d'observations ; c'est sous ce rapport, qu'en parlant de ce Prince de la médecine, l'auteur de *l'Esprit des. nations*, a dit, (*lib.* 1, *cap.* 7), » HIPPOCRATE, le seul qui ait survécu à l'ancienne physique ; » également ancien et moderne. » Une pareille philosophie ne sauroit donc être attaquée par des raisonnemens, et GALIEN qui a donné dans un excès en ce genre, très-nuisible à la science, a mérité d'être tancé par *les plus* illustres commentateurs D'HIPPOCRATE. Voici, au surplus, comment s'explique l'un d'eux, (P. MARTIAN), sur la question qui vient d'être agitée. *Certum* est *computandi rationem dierum per horas viginti quatuor, quam GALENUS excogitavit et secuta est posteritas, purum figmentum esse, et ab HIPPOCR. doctrina rejiciendum, eamque computandi rationem servandam esse, quam idemmet HIPPOCR. secutus est,* (pag. 274, de rat. vict. acut. sect. IV, vers. 162.)

(1) V. *BURSER. de KANIFELD.*

une tierce intermittente, à la suite d'une fièvre
catharrale, dans laquelle les accès s'accompagnoient de tous les symptomes de fluxion de
poitrine ou de fausse péripneumonie, et qui
céda au kina que le malade, avoit d'abord refusé;
je n'administrai ce remède qu'après avoir laissé
aller pendant quelques jours l'expectoration,
laquelle entraînoit, ordinairement, beaucoup
de matières comme puriformes, dans chaque
intermission de la fièvre ; avec moins de circonspection, j'eusse couru le risque de fixer
cette matière sur les poumons ou dans la masse
générale, en enrayant les mouvemens excré-
teurs de la nature. Ces cas ne sont pas extrêmement rares ; VALLESIUS avant MORTON,
WANSVIETEN, et quelques autres auteurs, en a
rapporté des exemples (1); et nous avons déjà

_____

(1) *Quin etiam mihi contigit videre pleuritidem, verissimam
quidem, et omnia pathognomonica signa habentem, intermitten-
tem tamen, ita ut homo alternis diebus pleuritide, alternis nullo
morbo teneri videretur. Hoc ergò est consideratione dignissimum
in omni morbo ; similes enim in omnibus accidunt modi et constitutiones.* (Comm. in lib. 1 , épid. HIPPOC. text. 9 , pag. 29).
On peut consulter également J. P. FRANCK déjà cité, qui a vu
et traité avec succès plusieurs péripneumonies vraiment intermittentes, par le moyen du kina donné après très-peu de saignées, ect.
*frequentius peripneumonias graves, tertianæ typum cum ordine ob-
servantes, attentâ observatione prosecuti sumus, et paucioribus*

observé, que plusieurs de nos fièvres catharrales et de nos simplement gastriques , cachoient ou recéloient le génie de fièvre intermittente , sous le type de rémittente. Il est, dailleurs, assez commun, ainsi que le remarque Huxham, de voir la périodicité se joindre aux maladies de poitrine : on peut consulter encore là-dessus Torti (1). Sarcone a vu l'expectoration ne se faire avec facilité et abondance , qu'aux jours de la rémission de la fièvre, dans certaines pleurésies ou péripneumonies rhumatiques , qui s'accompagnoient d'une périodicité marquée ; la matière expectorée se trouvoit déposée, la veille, sur les poumons, par l'effet du redoublement qui

---

longe quam sibi alias exegissent, præmissis venæ-sectionibus , cum laudato febrifugo tum citò tum constanter curavimus. (V. J. P. Franck , loco cit.). L'auteur ajoute, qu'une sorte de double tierce ou d'amphimerine, obscurcit quelquefois les rémissions de la fièvre ; mais qu'en comparant l'accès qui précède avec celui qui suit, en considérant le nombre des fièvres intermittentes qui peuvent régner dans le même temps, et quelques autres circonstances, on parvient à dévoiler le caractère intermittent de cette péripneumonie, et on se garantit par là, de la dangereuse erreur dans laquelle on pourroit tomber , en administrant le kina, d'après la seule rémission de la fièvre et des autres symptomes (ibid.) Voyez encore Sarcone sur les précautions à observer , dans l'administration de ce fébrifuge, dans certaines péripneumonies avec fièvre périodique , (Istor. ragion.)

(1) (V. thérap. spécial.).

avoit précédé (1) : Ce génie intermittent a été marqué, même dans les gastriques avec dominance du pituiteux, de notre constitution, et dont la marche a été conséquemment prolongée.

Le jeune *Amedée L....* âgé d'environ neuf ans, fut attaqué, au mois de nivôse dernier, d'une fièvre gastrique pituiteuse, qui s'annonça, deux ou trois jours à l'avance, par des lassitudes et une foiblesse extraordinaires, qui ne permettoient point au jeune malade, de se tenir un moment debout ou sur ses jambes. Les redoublemens étoient en double tierce, et leur invasion étoit marquée par une petite toux sèche, et une espèce de réfrigération aux pieds et à la face. L'affection soporeuse et un délire obscur survinrent dès le second jour, avec des urines rouges et briquetées. Le malade fut émétisé le troisième jour de sa maladie, à compter de celui du développement de la fièvre, et purgé le cinq, avec un cathartique ordinaire. Il ne prit, depuis ce moment, que de l'eau d'orge très-légèrement antimoniée qui lui servoit de ti-

_____

(2) (V. son bel ouvrage sur les maladies qui ont régné à Naples en 1764. *Istor. ragionata*).

sanne, et qui, avec des lavemens donnés de loin en loin, entretenoit une médiocre liberté du ventre. Les pédiluves ne furent pas oubliés, dans le commencement ; sa nourriture, qui est celle que j'ai coutume de prescrire à mes malades, consistoit en crêmes de riz, pain-lavé, bouillons d'herbes, le tout cuit à l'eau et aromatisé avec la cannelle. Le délire et l'assoupissement qui s'étoient constamment soutenus, quoiqu'à un degré de médiocrité, furent entièrement dissipés le onze. Je retranchai pour lors les lavemens. Le treize, il fut donné un second cathartique, la fièvre étant toujours assez marquée, et les redoublemens assez forts, quoique pourtant moins longs ; le quinze, le jeune malade commença le kina sous forme de syrop, dans chaque prise duquel on mêloit quelques grains de cette écorce en poudre, et il le continua pendant quelques jours, et aussi régulièrement qu'il fut possible de l'obtenir d'un enfant, sans interrompre l'usage de l'eau antimoniée. Le dix-sept, j'observai une extension considérable dans les intervalles des redoublemens, et ces derniers parurent en même temps notablement diminués. Les urines qui avoient toujours été

crües, hautes en couleur, et chargées d'un
sédiment briqueté, étoient un peu jaunâtres, et
présentoient de légers signes de coction. Le
vingt-deux, le malade fut attaqué d'une ischurie
qui dura près de 36 heures, sans aucun autre
mal être ; j'étois au moment de le faire sonder,
lorsque le vingt-quatre, au soir, les voies urinaires s'ouvrirent d'elles-mêmes, et donnèrent
passage à une quantité considérable d'urines
fort troubles ou plutôt bourbeuses, d'un jaune
rougeâtre assez foncé. Depuis cette évacuation,
le malade est allé de mieux en mieux, et est
entré en convalescence le vingt-huitième jour,
à compter de celui de l'invasion de la fièvre.

Il est remarquable, que l'expectoration critique qui a terminé quelques-unes de nos fièvres
catharrales avec ou sans point de côté, et de
nos purement gastriques, n'a jamais été annon-
cée par cet appareil de violens mouvemens de
fièvre, qui signalent la perturbation critique,
dans les maladies très aiguês dont le siège est
dans la poitrine ; mais on doit considérer, 1°.
qu'en général l'orgasme étoit ici mou, quoiqu'il
l'ait été un peu moins ou qu'il ait présenté
quelque chose d'actif, vers la fin de pluviôse,

ou aux approches du printemps; ce qui pourtant n'a pas été de durée; 2°. que pour l'ordinaire, la poitrine n'étoit affectée que secondairement ou sympathiquement, quoiqu'elle l'ait été probablement quelquefois, en même-temps que les viscères épigastriques; 3°. que, quelquefois aussi, la matière y a été portée de ces derniers viscères; ce qui semble prouver, que la poitrine a dû se ressentir, en son particulier, de l'influence immédiate de la constitution, ainsi que nous venons de le dire. Cependant, la nuit qui a précédé l'expectoration critique, a été quelquefois un peu pénible; les malades ont paru agités, et se sont plaint d'une légère oppression qui en obligeoit certains, de se mettre, de temps à autre, sur leur séant; le lendemain, le pouls et l'ensemble des autres symptomes, présentoient un degré d'énergie et d'épanouissement marqué; le pouls avoit, en même-temps, le caractère *pectoral* bien prononcé et mêlé de l'*undosus* lequel se rapportoit, probablement, à une chaleur halitueuse de la peau, qui a été bientôt suivie d'une douce moiteur. Enfin, les crachats ont continué pendant quelques jours, et avec le caractère ordinaire de la vraie coction :

en

en quoi ces maladies ont différé des très-aiguës
ou vraiment inflammatoires de poitrine, dans
lesquelles la coction et l'expectoration critiques,
ont d'ordinaire une marche rapide et plus ou
moins vive (1). Ces observations que j'ai faites

---

(1) Nous avons observé peu de grandes ou véritables crises
dans nos maladies régnantes, parce qu'on en voit peu, en général, dans les maladies gastriques, sur-tout quand les temps sont
irréguliers, et que l'orgasme est foible ou inerte. *Si tempora*
tempestivè et ordinatè se habuerint, morbi judicatu faciles,
a dit le Père de la médecine, (*de humor.*), et réciproquement. Quoique les évacuations critiques qui ont terminé plusieurs de nos maladies, se soient déclarées à des jours décréteurs,
et ayent été précédées ou se soient accompagnées de signes de
coction, il ne paroît pas qu'on puisse les qualifier de *crises*
proprement dites. Leur marche qui tenoit autant de l'orgasme
foible ou du caractère de la maladie, que de la constitution
humide et pituiteuse, la médiocrité de leurs symptomes avant-
coureurs, etc. ne sauroient se concilier avec l'idée que quelques
anciens ent eue de la vraie crise, laquelle consiste, selon eux,
dans un changement brusque en mieux ou en pis dans une maladie, fondé sur une espèce de violente *insurrection* de la nature contre cette dernière, et remarquable par un appareil
d'efforts ou de mouvemens impétueux qu'elle déploie, et applique à *cuire*, séparer et évacuer la matière morbifique. L'ischurie
de l'enfant de 9 ans dont la maladie a été détaillée aux pages
85, 86 et *scqu.*, semble avoir été décidément critique ; mais
il est à remarquer que cette crise s'est faite assez tard, sans
trouble et sans mauvaise nuit qui ait précédé. Elle n'a
été probablement que la suite ou l'effet du dépôt lent
de l'humeur morbifique, sur la vessie, et n'a pu offrir,
par conséquent, les conditions de la crise véritable. Les
malades dont parle HIPPOCRATE, (*de morb. vulg. lib. I, sec.*
2), et parmi lesquels on comptoit beaucoup d'enfans ou nouveau-

M

sur quelques-uns de mes malades , et qu'on re-
trouve dans les ouvrages de divers praticiens, prouvent que de bonnes crises ont quelquefois lieu, sans
cette commotion radicale d'une fièvre exaltée , et
cette nuit orageuse qui annonce et accompagne
ordinairement le travail de la coction ; comme
il arrive aussi, quelquefois , qu'une supuration
générale s'opère sans trouble apparent , ou sans
fièvre marquée. Il est sans doute fâcheux , que
de pareils faits ne puissent se concilier avec des

---

sévrés , ou âgés de 8 à 10 ans, se plaignirent d'urines *strangurieuses ;* et cet accident qui fut sur tous , un signe des plus favo-
rables, fut aussi de longue durée et accompagné de douleurs. La
fièvre tenoit ici du *Gastrique* , et la Constitution , du *Pituiteux;* ce
qui favorisoit le dépôt des sucs viciés , sur le bas-ventre ou les
voies urinaires , chez les enfans , sur-tout, dans lesquels le pituiteux et la faculté concoctrice dominent. CLOS eut , vers la fin
d'une fièvre gastrique bilioso-pituiteuse , dans laquelle je
lui donnai mes soins , des urines rares et pénibles (*strangurieuses*)
qui contribuèrent beaucoup à la terminaison de sa maladie : mais
tout cela n'est pas le *jugement* prompt des maladies très-
aiguës , ou la crise par excellence, telle que les anciens l'en-
tendoient par ce mot. Cependant , de pareilles évacuations
étant le fruit de la coction , et ayant été déterminées , ainsi
que cette dernière , par des mouvemens salutaires de la nature,
survenus dans des jours qui leur sont le plus ordinairement
consacrés, on doit leur conserver la dénomination de *critiques ,*
si on n'aime mieux leur donner celle de *crises modérées , et*
sûres puisqu'en effet , elles ont *jugé* les maladies ; ce sont
d'ailleurs , les crises les plus ordinaires , et il n'en manque pas
d'exemples dans les *épidémies* D'HIPPOCRATE.

idées sur la coction critique, qu'on voit avec surprise adoptées par un auteur des plus estimables, STOLL, qui, en conséquence, fait consister cette grande opération de la nature, dans le mouvement du cœur et des artères, qui atténuë, broye la matière étrangère contenue dans leurs cavités, et la rend propre à être éliminée par la voie qui lui est la plus convenable (1) ; et ce n'est pas sans un moindre étonnement qu'on lit dans le même auteur, que le médecin, en administrant des remèdes atténuans, résolutifs et capables de rendre mobile la matière morbifique, fait l'office de la nature concoctrice, ou supplée cette nature (2).

Il n'est, je pense, aucun médecin un peu instruit et sans préjugé, qui ne sente combien ces idées sur la coction, empruntées des *Mécha-*

---

(1) *Morbi febriles, quorum materia fomesque intrà humorum limites positus est et circulationis legi subjacet, magnâ exparte coctionem crisimque die critico peragendam admittunt, cum motus cordis et arteriarum, materiam hanc alienam intra vasa sanguifera contentam, subigat, attenuet, et excretioni quæ coctæ materiæ magis convenit, aptam reddat,* (ratio med. tom. 1, pag. 44).

(2) *Medicus ipsemet dató solvente, et attenuante medicamentó quod morbi materiem mobilem efficit, naturæ coquentis vices subit*

M 2

niciens, contrastent avec les dogmes philosophiques de la doctrine du Père de la médecine, et qui ne juge que l'opinion qui met le médecin à la place de la nature, ou qui l'affimile, en fait de pouvoirs sur les maladies, à cette dernière, est, sinon dangereuse, du moins peu conforme à cette médecine d'expectation tant recommandée par HIPPOCRATE, tant célébrée par STOLL lui-même qui, néanmoins, paroît l'oublier quelquefois.

Comment, d'ailleurs, accorder cette atténuation, ce *broyement* de l'humeur morbifique, qui résulte de l'action méchanique du cœur et du systême artériel battus par une fièvre véhémente, avec cet épaississement, cette homogénéité qui fait l'essence, le caractère de l'humeur qui a subi la coction critique (1) ? c'est en même-temps, il faut oser le dire, avoir une étrange confiance dans l'efficacité des remèdes, et accorder à l'art un pouvoir bien extraordinaire sur la nature, que d'avancer, comme le fait encore STOLL, qu'au moyen des médicamens, « lui » médecin a non seulement opéré la coction,

_____

(1) *Oportet humores crascescere morbo ad crisim progrediunte.* (HIPP. coac. prænot. sect. II).

» mais encore excité des perturbations critiques,
» et des crises sûres et analogues à la mala-
» die (1). » Voilà, si je ne me trompe, de la part
du médecin de *Vienne*, un langage auquel très-
sûrement on aura de la peine à reconnoître le
disciple du médecin de *Côs*, qui s'appuye à chaque pas de la doctrine de son maître, qui en a
continuellement les sages préceptes dans la
bouche, et qui sait en faire cette application
juste et heureuse qui est si propre à en ins-
pirer le goût. On peut remarquer, en outre,
que STOLL ne paroît pas, à beaucoup près, tout-
à-fait d'accord avec lui-même, lorsque après
avoir dit, que l'art est si puissant, que le
médecin, fort de ses moyens, peut, à son gré,
exciter la coction et la crise ; il ajoute, « qu'à
» la seule nature médicatrice appartient l'œuvre
» de la coction et de la crise, dans les maladies
» inflammatoires » .. *coctionis criseosque nego-
tium in morbis inflammatoriis, à sola propè-
modum natura medicatrice provenit*. (Ratio
med. tom. 1, pag. 45,). Je ne sais comment

_____

(1) *Nosmet ipsi coctionem remediis solventibus, turbas vero criticas crisimque et tutam et morbo parem, propinató medicamento fecimus.* (Rat. med. tom. 2, pag. 70).

l'auteur l'a entendu, mais il est tombé ici dans une contradiction manifeste, qui dément son exactitude ordinaire (1).

---

(1) J'ai dû relever ici, pour l'instruction des Elèves, ces inexactitudes échappées à STOLL; mais, à Dieu ne plaise, qu'en m'expliquant ainsi librement à cet égard, je veuille confondre cet illustre pratici.n avec quelques fameux systématiques dont il aura, sur quelques points de doctrine pathologique, partagé les erreurs! on sait que parmi ces derniers, le *Méthodiste* ASCLEPIADE prétendoit que le méchanisme de la nature étoit aveugle et insuffisant, et qu'au contraire on pouvoit se promettre des effets assurés, de la puissance de l'art bien dirigée. Un homme de beaucoup d'esprit qui, de nos jours, a renouvellé le systême des *Méthodistes*, dans la doctrine du *spasme* et de *l'atonie*, a dit encore, en se rapprochant toujours plus D'ASCLEPIADE, « que les opérations de la nature sont très-» précaires.... Qu'il y a bien lieu de croire, que l'art » peut souvent négliger les efforts de la nature » (CULLEN, pag. 120, et 158, tom. I, *Med. prat.*) Cet Auteur célèbre, dont la manière de philosopher réunit tout ce que l'érudition et une imagination vive, peuvent prêter d'intérêt et de tournures subtiles à la dialectique, a dû naturellement attirer à sa doctrine beaucoup de partisans, parmi ceux qui attachent un grand prix à des explications ingénieuses, qu'un air de nouveauté rend plus séduisantes encore; mais il seroit malheureux qu'on voulût les substituer, dans les écoles, aux dogmes puisés dans la nature et les écrits du Père de la médecine, qu'on doit y enseigner. Ce n'est pas, sans doute, qu'on ne doive applaudir aux efforts des savans qui, s'étant fixés, sur les phénomènes de l'économie vivante et sur leur agent, aux idées qui leur ont paru les plus vraisemblables d'après les faits, nous les transmettent liées et *co-ordonnées* en un système raisonné, qui présente l'ensemble de divers objets à parcourir et la marche à suivre, dans nos études; nous leur avons au moins l'obligation de chercher à écarter, par ce sacrifice de leurs pensées et de leurs veilles, une partie des ronces et des halliers du vestibule de la science;

A l'égard des maladies fièvreuses compliquées
de symptomes nerveux ou de malignité, que
nous avons dit avoir été en grande partie con-
centrées dans l'hospice St. Eloy, elles ont été
traitées par les méthodes les plus usitées ou les

---

mais il faut convenir, en même-temps, que presque toutes ces
théories sont comme frappées d'un caractère de réprobation,
qui les fait s'entredévorer, et se détruire plutôt ou plus tard les
unes les autres. Déjà, pour ne citer que les exemples les plus récens,
le nouveau système de BROWN a commencé d'ébranler la théorie de CULLEN, tandis que ce même BROWN vient d'être attaqué vivement, dans son système, par un Professeur de Pise.
Et je ne doute pas, que pour peu qu'on se laisse aller encore
aux attraits d'une application des belles découvertes de la
chymie moderne, à la doctrine médicale, il ne s'élève bientôt un nouveau système *médico chimique* qui prétendra ridiculement l'empire sur tous les autres, qui l'obtiendra peut-être, en attendant d'être bientôt renversé lui-même à son tour. A la vérité, cette versatilité d'opinions, cette fluctuation des esprits sur
la partie abstraite de la médecine, est une succession de triom-
phes pour la doctrine des anciens uniquement fondée sur l'observation, à laquelle il faut toujours revenir ; mais aussi, les
raisonnemens scientifiques des Théoriciens en retardent-ils les
progrès, en faisant perdre un temps précieux aux jeunes Dis-
ciples. Je ne saurois mieux finir cette note, qu'en mettant
sous les yeux des Elèves, le passage suivant de DURET. *Fre-
mant licet omnes, dicam quid sentio ; majorem scientiæ et
praxeos ubertatem comparari studioso HIPPOCRATIS uno die,
quam ab istis pragmaticis uno sæculo* (in coac.) (Voyez
d'ailleurs, *Saggio intorno alle princip è più frequent. malattie*,
del Profess. Franc. VACCA BERLINGHIERI, in Pisa 1787).
V. encore un autre ouvrage du même Auteur, qui a pour titre,
Meditazioni sull' uomo malato, è sulla nuova Dottrina medica di
BROWN. Pisa 1795). On trouve dans ces deux écrits italiens,
la critique des systêmes des deux médecins Ecossois.

plus recommandées ; le tartre stibié, ou seul ou combiné avec l'ipécacuanha ; les purgatifs salins ; les tisanes animées de tartrite d'antimoine ou de sels digestifs ; le kina donné à propos et combiné avec le camphre, la racine de serpentaire de Virginie et les fleurs de camomille, quelquefois encore avec la crême de tartre, le kermes mineral et le musc si recommandable, dailleurs, contre le hoquet ; le tout sagement administré et approprié aux circonstances ; enfin, l'esprit de *Mindererus*, le vin, les vésicatoirés, les sinaspismes, ect. ont été les remèdes les plus généralement employés, et qui ont le mieux réussi, et dont j'apprends que le médecin de cet hospice, Praticien de mérite, a également obtenu, en son particulier, d'heureux effets. On a insisté sur la tisane légèrement antimoniée, même pendant l'usage du kina ; c'est dans ce pays-ci une pratique assez générale, et justifiée par l'exemple et les succès de plusieurs grands praticiens (1). STOLL a toujours l'émétique à la main, (c'est

_____

(1) V. les notes à la suite de ma Traduct'on de LIND, *sur les fièvres et la Contagion.*

peut être

peut-être un excès) , et il le donne non-seulement comme évacuant ou vomitif , mais encore comme un des meilleurs expectorans ; en quoi , pour le remarquer en passant , il avoit été devancé par plusieurs habiles médecins , notamment par le docteur FORDYCE (1).

Il est , néanmoins , des praticiens de beaucoup de réputation , qui improuvent cette manière de donner le tartrite de potasse antimonié , par *Epicrase*, ou étendu dans des boissons copieuses ; ils se fondent sur une suite d'observations qui déposent de la vertu éminemment septique ou putréfiante , que ce tartrite d'antimoine en contracte , ainsi que de la corruption et de la fé-tidité qui en résultent , non-seulement dans les matières des selles , mais encore dans les sueurs et dans les urines , s'il faut en croire un médecin Ita-lien , (*Cambierus*) ; d'où il est aisé , selon eux , de présumer combien , en accélérant ou augmen-tant la putridité générale , en contrariant la coction et les crises , l'abus de cette méthode a dû faire de victimes.

Il y a long-temps que j'ai blâmé hautement ,

_____

(1) *The catarh. cap. the inflammat, of the mucous membran.*

N

en mon particulier , cette médecine routinière
qui va prodiguant indifféremment d'abondantes
boissons antimoniées , dans les fièvres soit avec
tendance à la dissolution putride , soit avec sur-
abondance d'une bile âcre dégénérée , æstuation
dans les entrailles et chaleur vive générale ,
soit avec des symptomes plus ou moins inflammatoires ou plus ou moins nerveux , qui va ,
dis-je , les prodiguant dans toutes ces fièvres ,
comme dans celles avec dominance de matière
pituiteuse , épaisse , et orgasme mol , dans le
temps de coction comme dans celui de crudité ,
chez les tempéramens lents , phlegmatiques ,
comme chez les tempéramens secs , irritables ,
ect. On ne peut donc se refuser à là recon-
noissance dûe aux observateurs qui ont cherché
à nous persuader les dangers de ces boissons
antimoniées données à tort et à travers , et nous
ont mis à portée de fixer invariablement notre
opinion sur ce point important de pratique ;
mais s'ensuit-il qu'on doive , dans tous les cas ,
proscrire absolument cette méthode ? Je ne le
pense pas. J'estime , au contraire , que dans
ces fièvres dont le foyer gastrique consiste en
une matière lente , épaisse , où domine la pituite

avec d'autres sucs cruds, et où cette fonte *acri-
monieuse*, cette mobilité de la putridité est loin
encore, l'émétique placé, à titre d'altérant, dans
les premiers temps de la maladie, peut être con-
sidéré comme un bon résolutif qui, donnant plus
de fluidité à cette matière gastrique, la dispose
utilement à la coction (qu'opère la seule nature
dont l'art prétendroit vainement usurper les
droits,) et la fait céder plus facilement à l'action
d'un simple purgatif. Assurément, l'émétique
administré, sous cette forme et dans ces circonstances, vaut, tout au moins, la plus part
des sels digestifs et l'oximel que les meilleurs
praticiens donnent journellement dans ces cas
et dans les mêmes vues, sans craindre de troubler
la coction ou la crise. J'en dis autant de ce
remède donné, à dose réfractée, avec quelques
grains de sucre, à la manière de FORDYCE, et
dont j'ai obtenu plus d'une fois les meilleurs
effets dans les fluxions de poitrine catharrales,
ce remède agissant à la fois comme un léger
diaphorétique et un bon expectorant.

L'application des sang-sues aux tempes ou
au derrière des oreilles, n'a été pratiquée qu'a-
vec la plus grande circonspection, dans les

affections de la tête ; elle l'a été seulement dans
les premiers jours ; le plus souvent la prostration des forces , la petitesse et la concentration
du pouls ont dû l'exclure ; il y avoit , d'ailleurs ,
ici plutôt congestion de sucs pituiteux et putrides , qu'inflammation dans le cerveau , ou du-
moins plus du nerveux ou du spasmodique que
du sanguin. On connoît , au surplus , la grande
Cognation ou affinité qu'il y a entre le cerveau
et les nerfs , et la pituite qui surchargeoit ce
viscère.

Nous ajouterons quelques mots , sur les principaux symptomes et le traitement de ces péripneumonies gastriques malignes (*Cacoëthes*) ,
que nous avons comptées parmi nos maladies
co-régnantes , et qui se sont montrées en pluviôse et en ventôse , temps , avons nous dit ,
où l'orgasme a paru plus vif dans les maladies ,
et se fortifier aux approches de l'équinôxe.
Nous avons remarqué qu'elles avoient été le
plus souvent mortelles , et en même-temps très-
rares. On doit encore observer qu'elles ont été ,
pour ainsi dire , reléguées dans quelques endroits
voisins. Ces maladies (dans lesquelles tout le
système pulmonaire sembloit comme pénétré

d'une humeur pituiteuse, mêlée d'une sérosité très-âcre et putride, avec phlogose à la partie supérieure et à la surface de ces viscères, ainsi que l'a prouvé l'ouverture des cadavres,) ont attaqué, pour l'ordinaire, des personnes d'un âge avancé et disposées à la cachexie (1), qu'elles ont enlevées en moins de quatre à cinq jours, et souvent avant que les premiers secours aient pu être administrés, ou qu'ils aient eu le temps d'opérer. Il y avoit ici des vertiges, une toux avec enrouement, peu de crachats qui étoient même en partie séreux

---

(1) On comprend aisément qu'un hiver très-humide et austral, a dû contribuer d'autant plus dans l'issue funeste de ces maladies, qu'une pareille saison est ordinairement le fléau des vieillards et des personnes cacochymes. Les Elèves ne doivent pas avoir oublié l'aphorisme du fondateur de la médecine, que je leur ai souvent cité à ce sujet, et en traitant des tempéramens relativement à l'influence des saisons et des climats. *Naturarum, hæ quidem ad æstatem, hæ verò ad hyemem bene malè-ve se habent,* (aphor. 2, sec. III). *Nam natura a natura, et ætas ab ætate valdè differt.* (De fractur). *Inimica senibus hyems, æstas adolescentibus est,* a dit CELSE, en répétant HIPPOCRATE. Ici la constitution de l'âge de la vieillesse, conspiroit avec la constitution du temps, à produire la maladie. *Quo fit,* observe GALIEN, *ut obtineat parem vim laborantis corpus ad excitandam causam, ac aër, quæ ubi ambo coëunt, acquisititium efficiunt temperamentum, cujus comes est vulgarium morborum ortus.* (Comment. in libr. I, HIPPOCR. de morbis vulgaribus.)

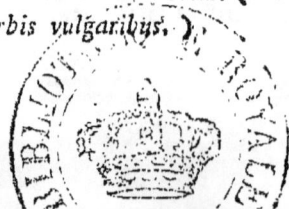

et difficiles à arracher, une oppression très-
forte qui annonçoit un état d'atonie dans les
poumons, compliqué d'irritation ou de spasme,
et à laquelle se joignoit bientôt le râlement ;
le délire ne tardoit pas, non plus, à s'y joindre
en s'accompagnant, chez quelques-uns, d'une
agitation plus ou moins convulsive des bras et
des mains, remarquable sur-tout chez les personnes du sexe : les forces étoient, en outre,
abbatues, le pouls foible, embarrassé, peu
fiévreux au commencement, inégal, et précipité
vers la fin de la maladie, le mal de tête augmenté
par la toux, la soif médiocre, la face peu
colorée et sur les joues seulement etc. ; quelques
selles diarrhoïques, des vomituritions d'humeurs
pituiteuses ou gastriques, survenoient par intervalles. On a observé sur un de ces malades,
des traces d'œdématie au dos, avec torpeur
à un bras, urines rares, briquetées etc. signes
ordinaires de l'*Hydrops acutus*, ou inflammatoire, *l'Hydropneumon* de quelques auteurs. Ce
malade est mort étant beaucoup plus oppressé
que les autres ; ce qui probablement étoit occasionné par une espèce de fluxion de sérosités,
qui venoit d'ailleurs que des poumons, car l'in-

flammation de ces derniers n'avoit été ni assez forte ni assez prolongée, pour avoir pu fournir cette quantité de fluide qui paroissoit remplir la cavité de la poitrine.

Lorsqu'on a été appellé de bonne heure, un doux émétique; des purgatifs donnés avec ménagement; les vésicatoires appliqués sans délai même sur le *sternum* et aux jambes; le kina combiné avec des attenuans et des béchiques incisifs, quelquefois encore, et suivant les circonstances, avec le camphre; la vapeur de l'eau miélée avec le vinaigre, respirée plusieurs fois le jour quand la situation du malade l'a permis; le polygala de virginie avec l'oximel; la gomme ammoniac dissoute dans l'oximel scillitique, et jettée dans une infusion théiforme de fleurs de sureau etc. etc. ont fait les frais du traitement, et ont eu quelque succès chez des personnes d'un âge moyen et bien constituées; la nature de la maladie, l'état des forces et du pouls, la constitution actuelle n'ont pas permis, en général, la saignée; quoiqu'elle ait été tentée dans les campagnes, mais avec plus de mal que de bien pour les malades.

Ici finissent nos observations sur les principales maladies qui ont régné , sous cette constitution sémestrée, à Montpellier et aux environs , et sur leur traitement. On peut y voir, en quoi ces maladies ressemblent à celles qu'HIPPOCRATE assigne à une constitution à peu près pareille (1), et en quoi elles en diffèrent. On peut également s'y convaincre , combien les constitutions passagères des temps ou des saisons, influent sur la matière morbifique , sur ses qualités et sur les accidens plus ou moins variés de ces maladies , et en conclure en même-temps , des rapports qui s'observent entre ces dernières et les constitutions : Mais on ne sauroit mieux juger de ces objets, qu'en s'éclairant des notions suivantes, qui sont comme autant de dogmes (*Canones*) principaux de la Doctrine des constitutions médicales. Je terminerai par-là , des détails déjà peut-être trop longs.

1°. Il convient de remarquer , que bien que les pluies soient de longue durée , elles n'établissent pas pour cela une constitution *morbi-*

---

(1) V. le passage des œuvres de cet homme immortel, que nous avons cité au commencement.

fère

fère très-grave ; car si elles sont douces, *blandœ*, comme elles l'ont été le plus souvent cet hiver, ou qu'elles tombent avec modération, quoique durables, cette circonstance indique un état analogue dans l'atmosphère, et ne peut donner pour résultat, que des maladies d'une intensité médiocre ; tandis, au contraire, que les pluies qui tombent avec violence et abondance ou comme par averse, et d'une manière soutenue, indiquent une très-grande agitation ou beaucoup de trouble dans l'atmosphère, source ordinaire des constitutions médicales fortes (1), notamment s'il vient à s'y joindre d'autres grands météores. Mais il est à observer, que nous n'avons essuyé en ce genre, que l'ouragan du 15 ventôse, qui même ne dura que quelques heures, et que les différens vents du nord, du sud et de l'est, et plus particulièrement les deux derniers, ont continué de régner, comme à l'ordinaire, avec assez de violence. Cette mobilité constante dans l'atmosphère, paroît être une des causes de la rareté des vraies ou grandes épidémies à Montpellier. On sait que le calme de l'at-

_____

(2) Voyez PIQUER, *Obras D'HIPPOCR. illustradas.*

O

mosphère est, suivant l'observation d'HIPPO-
CRATE, une des causes les plus puissantes
de ces épidémies. *Sine aura usque annus
fuit*, remarque ce fondateur de la médecine,
en parlant d'une Peste qu'amena le vent du
midi.

Il faut encore faire entrer ici en considération, la situation de Montpellier sur un mon-
ticule qui domine tout son territoire, son exposition au midi, son voisinage de la mer et des
étangs, la nature de son sol qui est sec, aride
et peu couvert, le tempérament de ses habitans
vifs, sensibles et mobiles à l'excès, leur constitution qui s'annonce, en général, par un embonpoint médiocre, etc. ; circonstances qui, en
modifiant les affections de l'air et leur action
sur les corps, doivent nécessairement influer sur
les maladies (1). Ce n'est pas, cependant,
qu'une constitution aussi constamment humide
ou pluvieuse et australe qui a régné pendant
six mois, en embrassant une grande partie du
printemps, ne puisse porter, d'une manière
plus ou moins marquée, sur les maladies de

---

(1) V. mon Mémoire sur le climat de Montpellier, et la
Topographie de cette Ville, que j'ai dictée aux Elèves.

l'été prochain ; mais c'est ce que le temps doit nous apprendre (1).

Il paroit donc, que les maladies de notre constitution sémestrée n'ont été que le produit des intempéries passagères des temps, ou que *de petites stationnaires*, d'autant plus que ces temps ont été, même au milieu de l'hiver, d'une température peu froide.

2°. C'est sans doute une sublime hypothèse que celle des quatre qualités élémentaires, sortie de l'école d'EMPÉDOCLE ; mais une découverte qui n'est certainement pas d'un moindre prix, et dont peut être le génie observateur d'HIPPO-CRATE étoit seul capable, c'est l'application de cette hypothèse à la doctrine médicale, ou à celle qui établit le rapport qui existe entre l'une de nos quatre humeurs primitives, et l'une des quatre saisons qui ne sont, (chacune en particulier considérée dans sa température,)

---

(2) Peut être doit-on rapporter à l'influence de cette consti-tution, le nombre assez considérable de fièvres pernicieuses et d'intermittentes malignes, qui ont régné à la fin du printemps et pendant l'été, dans la ville et les campagnes voisines ? Peut-être encore doit-on attribuer en partie, à la même cause, la grande quantité de blés charbonnés qu'il y a eu, cette année, dans notre Commune et dans plusieurs Départemens plus ou moins éloignés ?

O 2

que le résultat de cette combinaison des quatre
qualités élémentaires entr'elles. Mais, pour que
cette correspondance vraiment admirable, ait
lieu, pour qu'elle puisse se bien observer, il
faut que les saisons soient ce qu'elles doivent
être individuellement, c'est-à-dire, que chacune
présente cette combinaison des quatre qualités
élémentaires qui lui est propre, ou qui fait sa
constitution essentielle, primordiale, et que ses
intempéries n'exèdent pas un degré convenable
et corrélatif de médiocrité, ou qu'elles soient
contenues dans de justes bornes ; il faut enfin,
qu'elles marchent régulièrement ou avec ordre.
La pituite n'a donc pu *fleurir* ou dominer cet
hiver, autant qu'elle l'eût fait si cette constitution eût été moins déréglée, ou si elle eût
été froide et humide, comme le porte sa constitution naturelle ; et la bile que des froids modérés n'ont pu corriger ou effacer, a dû contribuer avec la pituite, dans la cause matérielle
que nous avons reconnue dans nos maladies.

3.° Les grandes vicissitudes de l'atmosphère
ou les déréglemens que les diverses saisons présentent, même dans les climats les plus tem-
pérés de l'Europe, sont probablement la raison

pour laquelle la dominance bien nette, bien tranchante de chacune de nos quatre humeurs, ne quadre pas toujours distinctement avec la saison correspondante (1) ; et il faut sans doute le rare talent d'un STOLL, pour avoir pu observer tant d'exactitude avec tant de précision, dans cette correspondance, en *Autriche* (dont on ne suppose pas que le climat puisse entrer en parallèle avec celui de nos contrées méridionales, soit pour la température, soit pour la régularité des saisons,) et avoir pu saisir, dans le passage d'une saison à une autre, (comme par exemple, du printemps à l'été,) les premières nuances, les premiers instans de ce mêlange du phlogistique *vernal* avec la bile *œstivale*, qui correspond au point intermédiaire qui sépare les deux saisons. Cette extrême sagacité dans STOLL, et son opinion bien prononcée

_____

(1) Il ne faudroit pas inférer de ce que je remarque ici du dérèglement ou de l'anomalie des saisons qu'on éprouve, même à Montpellier, depuis le tremblement de terre de *Lisbone*, que leur ordre fut tellement interverti, et l'influence de chacune tellement affoiblie, que la diathèse sanguine ne se fasse toujours plus ou moins sentir au printemps, la bilieuse en été, l'atrabilieuse ou la *septique* en automne, (saison, observe BAILLOU, où les humeurs pèchent plus par la qualité que par la quantité), et la pituiteuse en hiver.

en faveur de la doctrine des crises, font regretter que, dans cette multitude d'observations qu'il rapporte sur les maladies inflammatoires de poitrine qu'il a eu occasion de traiter à *Vienne*, et dans lesquelles l'art de l'écrivain fait toucher tout au doigt et à l'œil, il ne se rencontre pas un seul exemple de ces franches et belles crises ou de ces crises parfaites, qu'il n'est pas très-rare d'observer dans les maladies de ce genre, chez de jeunes sujets, mais qui, à la vérité, ne peuvent guère se montrer, lorsqu'une médecine trop active s'en mêle.

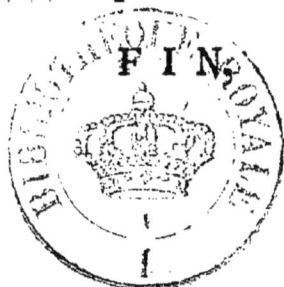

F I N.

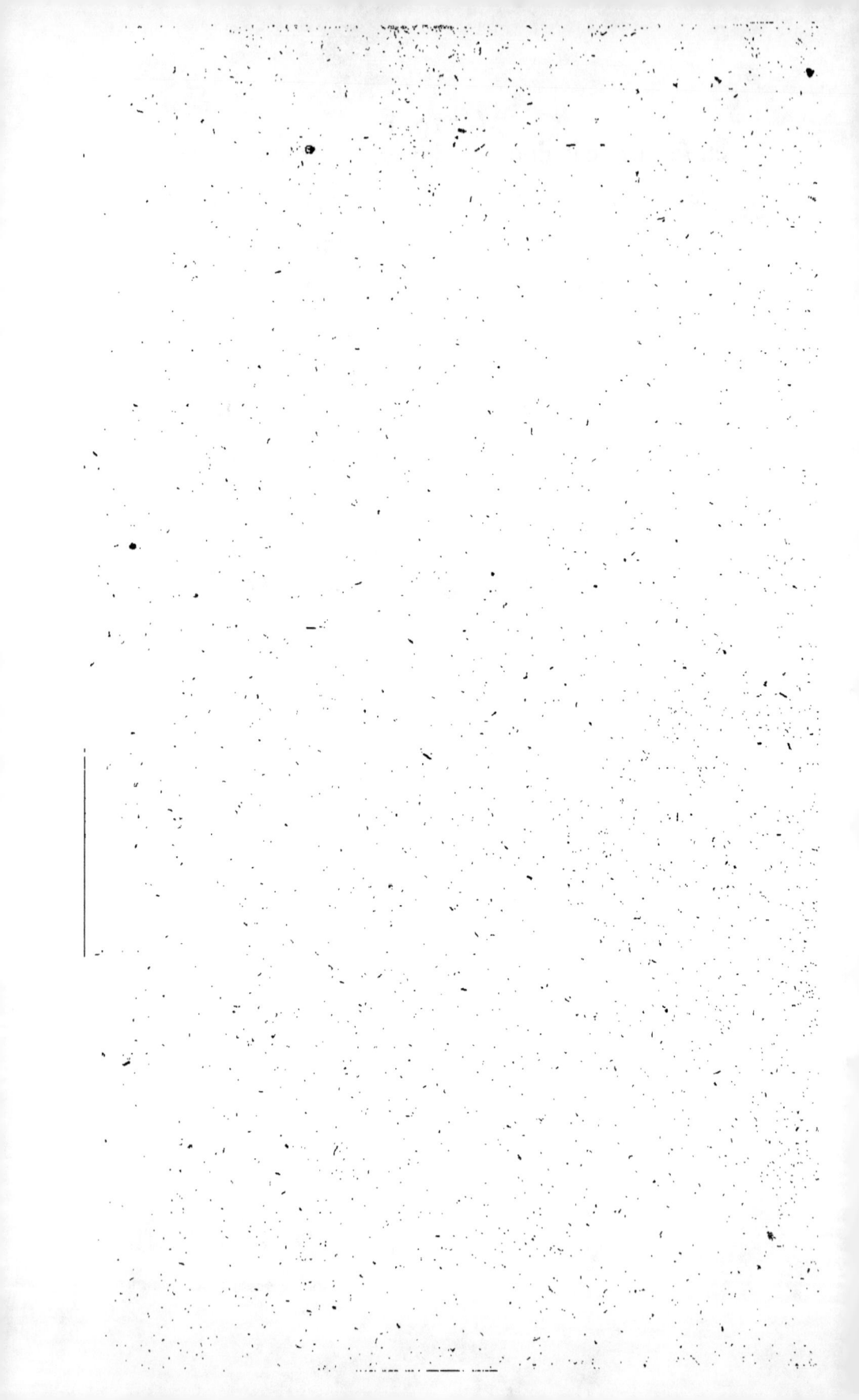

www.ingramcontent.com/pod-product-compliance
Lightning Source LLC
Chambersburg PA
CBHW071212200326
41519CB00018B/5484